Dead Doctors Don't Lie!
죽은 의사는 거짓말을 하지 않는다

Dead Doctors Don't Lie!

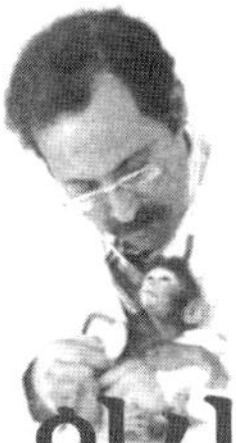

죽은 의사는 거짓말을 하지 않는다

꿈과 의지

"죽은 의사는 거짓말을 하지 않는다!"

초 판 발행 | 2002년 4월 5일
재 판 발행 | 2003년 2월 15일
개정판 발행 | 2005년 3월 11일
6쇄 발행 | 2009년 10월 15일
수정판 발행 | 2021년 1월 27일

강 연 | Dr. Joel Wallach
번 역 | 박 우철
펴낸이 | 서 웅찬
펴낸곳 | 도서출판 꿈과의지
등록번호 | 제21-117 (1989. 10. 13)

(06641) 서울특별시 서초구 사임당로16길 22 (102호)
Tel | 02)588-6441
이메일 | swc007@naver.com

값 : 10,000원

ISBN 89-8301-060-6 (03510)

한국어판 발간에 즈음하여 ---

본서는 1991년 노벨의학상에 노미네이트 된 바 있는 Dr. Joel Wallach의 "Dead Doctors Don't Lie!" 라는 제목의 강연 I · II를 Micheal Park이 번역 · 녹음한 것을 기록한 녹취록입니다.
동물영양과 토양학을 전공한 수의학박사이자 사람의 의사이기도 한 닥터 월렉의 '건강의 진실'에 관한 강연은 미국에서 가장 인기있고 유명한 강연으로서, 이 강연을 녹음한 오디오테이프는 미국 전역에서 이미 4,700만개 이상이 판매될 정도로 폭발적인 인기를 얻고 있습니다.
질병과 반건강의 상태에서 시달리고 있는 현대인들에게는 저렴한 비용으로 각종 질병을 예방하고 상태를 현저히 완화시킬 수 있는 방법을 제시하였으며, 자신들의 이익의 극대화에 여념이 없는 의사들에는 각종 통계자료를 통하여 부끄러운 자화상을 돌아보게 함으로써 생명을 다루는 의사 본연의 자세로 돌아갈 것을 촉구하는 준엄한 경고의 메시지를 담고 있습니다.

참고 : 이 책에서는 오디오 테이프의 용량 관계로 녹음시 제외되었던 부분도 포함시켰습니다.

Contents

차례

5 서문 -

8 Dr. Joel Wallach은 누구인가?

11 닥터 월렉의 소개

12 인간의 생명연장과 영양소와의 관계

13 자연사의 원인은 영양부족

| ① 구석기 시대의 동굴생활 방식 | ② 요가 | ③ 지중해식 음식 |

21 세계적인 장수의 기록들

25 충분한 영양보급이 장수의 비결

28 전쟁보다 무서운 의료사고

31 안전불감증에 걸린 의사들

36 암을 고친 비타민 · 베타카로틴 · 셀레늄

44 미국인의 대표적인 질병들의 원인과 치료법

| ① 위궤양 | ② 암 | ③ 관절염 |

48 월렉의 돼지 관절염 처방법

53 동분(구리) 결핍으로 인한 동맥류 파열

56 셀레늄 결핍으로 인한 심장마비

63 뇌암의 원인은 갈륨 결핍

65 알츠하이머병의 원인은 비타민E 결핍

66 신장결석의 원인은 칼슘 결핍

68 장수하려면 의사가 되지 말라!

심근증과 파이카병의 원인은 셀레늄 결핍 70
저혈당 및 당뇨병의 원인은 크로뮴과 바나듐 결핍 76
붕소의 놀라운 역할 – 골다공증 예방 및 호르몬 생성 78
아연 결핍증 – 냄새와 맛을 잃음 78
수명을 연장시키는 희토류 79
미 국회 상원문서 264호 82
칼슘 결핍으로 인한 병들 90
① 골다공증	② 치은후퇴병	③ 관절염	④ 고혈압
⑤ 불면증	⑥ 신장결석과 뼈의 돌기와 칼슘 축적
⑦ 경련	⑧ 월경 전 증후군	⑨ 요통
당뇨병을 예방 · 치료하는 크로뮴과 바나듐 100
동물사료와 유아식품에 들어있는 미네랄의 종류 비교 102
보조식품으로 미네랄 섭취 103
① 금속성 미네랄	② 킬레이티드 미네랄
③ 콜로이드 미네랄
끝맺는 말 112

– 부록 –

1. Joel Wallach과의 인터뷰 내용 117
2. 미네랄의 종류 및 기능 125
3. 보도자료 모음 171

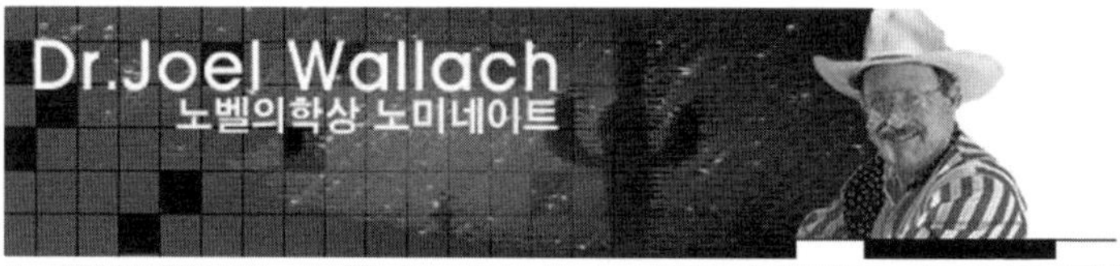

'미네랄 닥터 (Mineral Doctor)'로 전 세계적으로 알려져 있는 Dr. Joel Wallach은 영양소가 인체에 미치는 영향에 관한 그의 혁신적 연구를 발표하여 1991년 의학부문 노벨상 수상 후보로 지명되었습니다.

Dr. Wallach은 수의사인 동시에 의사이며, 작가이자 훌륭한 강연 연사로, 미국 미주리주에서 농부의 아들로 태어났습니다.

미주리 주립대학에서 농업과학부 학사 학위와 수의사 학위를 받았고, 1982년 The National College of Naturopathic Medicine에서 수학한 후 의사가 되었습니다.

Dr. Wallach의 혁신적인 연구는 수의학을 전공한 배경에서 비롯되었습니다. 고기와 유제품을 생산해내는 동물들은 건강 보험이 없기 때문에 영양소를 계산하여 사료에 첨가해 먹임으로써 질병을 예방하고 치료해야 했기 때문입니다.

수의 병리학자로서 그는 자연생물학 국립 건강연구학회 (The National Institute of Health for the Center for the Biology of Natural Systems), 워싱턴 대학, 미주리주 세인트 루이스 동물원, 죠지아주 애틀란

타의 Emory 대학교 산하 Yerkes지역 영장류 연구센터, Shaw's 식물원 등에서 많은 연구를 하였습니다.

42년간 영양학과 생물학에 관한 연구를 계속하는 동안 동물들이 걸리는 수많은 질병을 치료하고 퇴치시켰을 뿐만 아니라, 처음으로 포낭성 섬유증이 유전병이 아니라 영양소의 부족 때문에 발생할 수 있다는 사실을 밝히면서 단순한 미네랄의 결핍만으로도 인간과 동물이 질병에 걸릴 수 있다는 것을 증명해 냈습니다.

Dr. Wallach은 그간의 연구와 환경친화 정신을 바탕으로 순수 천연식물에서 얻어지는 최상의 영양소를 인체에 공급하여, 인류의 건강과 생명 연장의 꿈을 실현시키는 데 주력하고 있습니다.

현재 그는 라디오에서 건강 프로그램을 진행하며, TV 토크쇼에 게스트로 정기 출연하여 건강상담을 하고 있습니다. 1년에 300일간의 강연 스케쥴이 잡혀 있고, "죽은 의사는 거짓말을 하지 않는다!"라는 그의 건강 강연 오디오 테이프가 현재까지 4,700백만 개 이상 팔린 것만 보더라도 그의 강연이 얼마나 큰 호응을 얻고 있는지 알 수 있습니다.

닥터 월렉의 소개

여러분 안녕하십니까? 딜런 웨스트입니다. 미 전국 라디오방송 네트웍 라디오쇼 '건강의 시간' 프로의 닥터 조을 월렉을 소개합니다.

닥터 월렉은 1991년도 의학부문 노벨상 수상 후보로 지명되었습니다.

그는 지난 30여년간 많은 사람들에게 자신의 건강을 직접 관리함으로써 만족한 삶을 살 수 있도록 도와드렸습니다. 매일 방송되는 라디오 프로 이외에도 닥터 월렉은 미국 전역을 돌며 수만 명의 청중들에게 1년에 300회 이상 강연을 합니다.

이 녹음도 캔사스에서 한 강연과 수백 명의 의사들이 참석한 청중을 상대로 뉴욕에서 행한 강연을 편집한 것입니다. 그의 메시지는 의료계를 향해 경종을 울리는 도전으로, 인간의 주어진 수명을 끝까지 건강하게 잘 살 수 있는 대안을 제시하고 있습니다.

여기 닥터 월렉의 그 유명한 "죽은 의사는 거짓말을 하지 않는다." 라는 제목의 강연을 소개합니다.

인간의 생명연장과 영양소와의 관계

여러분 중 몇 분이나 농촌에서 성장했고, 지금도 축산이나 농사일을 하고 계십니까?

네, 저와 태생이 비슷하군요. 저는 웨스트 세인트 루이스 카운티에서 농사를 지으며 자랐고, 1950년대에 우리는 송아지를 기르기 시작했습니다. 가축을 길러 돈을 벌려면 특별한 경험이 없는 한 직접 사료농사를 많이 지어야 합니다. 그래서 우리는 옥수수 · 콩 · 목초 등을 길러 방앗간에 가져다가 빻아서 비타민 · 미네랄 · 트레이스(Trace) 미네랄 등을 섞어 알약처럼 빚은 펠렛 사료를 송아지들에게 먹였습니다.

6개월쯤 기른 후 제일 좋은 놈만 남기고 도살장에 내다 팔았습니다. 남은 놈은 속되게 말해 우리가 잡아먹었습니다.

당시 10대 소년으로서 늘 마음이 쓰이는 점은 6개월 동안 그렇게 비타민 · 미네랄 등을 먹인 소를 도살장에 보내거나 직접 잡아서 그 고기를 먹지만, 우리는 무병하게 100년을 살 수 없다는 것이었습니다.

우리 가족은 비타민이나 미네랄을 먹지 않았습니다. 이 점이 궁금해서 아버지에게 물어봤습니다.

"아빠 왜 우리한테는 저 가축들처럼 영양제를 주지 않죠?"
아버지는 미주리주 시골말투로

"시끄러워 이 녀석아! 농장에서 갓 나온 신선한 것을 먹는 것만으로도 고맙게 알아라!"

저는 혹시 밥 한끼라도 굶길까봐 아무소리도 못하고 말았습니다.

그 후 학교를 다니게 되었고, 미주리주 대학교 농과대학에 들어갔습니다. 거기서 농학사 학위를 받았는데 축산 영양학을 전공하고, 부전공으로 작물 및 토양학을 공부한 후 수의과대학에 들어갔습니다. 수의과대학 1학년 때 제가 전에 아버지에게 물어본 질문의 답을 얻게 되었습니다. 영양 공급으로 동물의 질병을 예방하고 치료하는 것을 알게 되었습니다.

그 이유는 간단히 말해서 동물들에게는 의료보험이나 블루크로스(Blue Cross: 의료보험사), 메디케어(Medicare: 은퇴자를 위한 국가의료보험) 등 의료 혜택이 없기 때문입니다. 가축을 길러 돈을 벌려면 우선 자기 자신이 일을 할 줄 알아야 하고, 될 수 있는 한 효율적으로 먹이고, 영양공급을 해야 합니다.

자연사의 원인은 영양부족

수의대를 졸업한 후 2년간 아프리카에 가 있었는데 거기서 어린 시절의 꿈을 이룰 수가 있었습니다. 여러분이 기억하시는 '뮤추얼 오브 오마하(Mutual of Omaha)' 동물왕국 TV 프로의 말론 퍼킨스(Perkins)씨를 도우며 2년간 일할 수 있었습니다. 참 훌륭한 분이었죠.

2년 동안 코뿔소 · 코끼리 등과 지내다 보니 사람들이 물으면 '특대 동물 수의사' 라고 대답하게 되었습니다.

2년 후 퍼킨스씨는 저에게 쎄인트 루이스(St. Louis)에 와서 함께 일해 보자는 전보를 보내왔습니다.

아프리카에서의 월렉박사

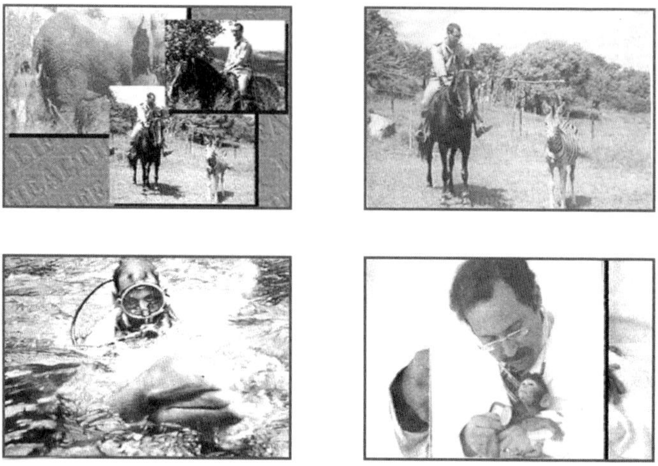

"모든 사람과 동물의 자연사의 원인은 영양의 결핍(영양의 불균형)이다."

당시 동물원에서는 특수 연구 목적으로 야생동물 수의사가 필요했기 때문입니다. 국립보건원에서 환경 생태학 연구를 위해 750만 불을 지원해 주었는데, 동물원에서 자연사(自然死)하는 동물들의 사체 부검을 할 수의사(獸醫師)가 필요했던 것입니다.

너무나 기뻐서 곧바로 가서 그 일을 맡았습니다. 세인트 루이스 동물원뿐만 아니고, 시카고 브룩필(Brookfield) 동물원, 뉴욕의 브롱스 동물원, 워싱턴 국립동물원, 로스앤젤레스 동물원 등에서 죽은 동물들을 부검했습니다.

다시 말씀드리지만, 제가 하는 일은 동물원에서 자연사한 동물들을 부검하는 일이었고, 공해에 가장 민감한 동물들의 종류를 찾아내는 일이었습니다.

1960년대 초에는 이제 막 공해 환경 생태 문제와 이로 인한 재해 등에 관해 눈을 뜨기 시작했으며, 이에 관해 아는 사람이 별로 없었으므로 공해에 가장 민감한 동물들을 찾아내는 일을 저에게 맡기게 된 것입니다.

광산에서 카나리아를 새장에 넣어 가지고 갱내에 들어가는 이치와 같습니다. 메탄가스나 일산화탄소가 스며들 경우, 사람보다 새가 먼저 죽기 때문에 질식사나 폭발사고가 나기 전에 광원들이 대피할 수가 있습니다.

하여튼 12년 동안에 걸쳐 454종류가 넘는 동물에 대해 저는 약 17,500회 부검을 했으며, 동물원 인근 주민 3천명의 사체를 부검했습니다.

그런데 이 때 알아낸 것은 바로 사람이나 동물이나 자연사하는 경우 그 사유는 모두 영양부족 때문이라는 사실이었습니다.

어린 시절 송아지를 기를 때 영양소를 주던 생각이 났습니다. 모두가 영양부족으로 죽는다면, 부검 시 직접 본대로 과학적인 증거문헌을 남겨야 되겠다고 생각했습니다.

저는 75종의 과학논문을 썼고, 8개의 공동집필 교과서와 한 권의 1천 페이지 짜리 단독집필 교과서를 출판했습니다.

'퉤니퉤니(20/20)' TV프로에도 출연했고, 전국 1,700개의 신문에도 기사화 되었으며, 여러 잡지와 수많은 TV방송에도 출연했지만, 1960년대에는 영양소에 관한 한 아무런 흥미를 끌지 못했습니다.

당시 미국에서는 230억불을 들여 암과의 전쟁을 선포하고 암의 정복과 예방백신을 연구할 때였습니다.

사람들이 저에게 한다는 말이

"월렉씨 여기는 미국입니다. 세계에서 제일 질좋은 식품을 제일 많이 갖고 있는 미국에서 영양부족을 말하다니 그게 무슨 소리입니까?" 라고 물었습니다.

물론 그들은 칼로리와 단백질을 생각하고 있었고, 저는 비타민 결핍과 미네랄, 트레이스 미네랄 그리고 희토류* 결핍을 생각했던 것입니다.

낙심이 되어 다시 학교로 돌아가 Oregon주 Portland에서 4년 동안 공부를 더한 끝에 자연요법 면허를 가진 의사가 되었습니다. 사람의 생명을 다룰 수 있는 의사면허를 따게 되었는데 그곳에서는 1차 진료 의사로서 약 처방도 하고 아기도 받고 수술도 하고 사망진단서도 발행합니다. 그동안 수의과 대학에서 영양학을 통해 배운 바를 모두 환자들에게 직접 써볼 수 있게 되었습니다. 예상했던 대로 효과가 있었습니다.

***희토류(稀土類)**: 원자번호 57로부터 71까지의 열 다섯 원소에 스칸듐·이트륨을 더한 17원소 (양이 희소하고, 성질이 비슷하여 주기율표에 15개 원소는 일괄하여 란탄족에 포함시키고 있으며 신소재로 이용됨)

12년 동안 오레곤주 포틀랜드에서 일반 진료 의사로 개업을 했는데, 환자들에게 영양을 섭취케 함으로써 배운 놀라운 경험들을 오늘밤 여러분들과 함께 나누고자 합니다.

오늘 드리는 말씀을 10%만 집에 가져가신다면, 많은 불필요한 고통을 피할 수 있으며, 돈도 많이 절약할 수 있고, 사실상 건강한 몸으로 오래 살 수 있습니다. 그렇지 않을 경우 건강하게 살지도 못하고 장수도 못하고 주어진 수명도 다 살지 못합니다.

그러면 무슨 방도를 취해야 되겠는데, 첫째로 해볼만한 가치가 있는가를 여러분께 확신시켜 드려야 되겠습니다.

사람들은 건강하고 오래 살기 위해서 반드시 매일 지키는 일들이 있습니다. 어떤 것은 할머니 적부터 해온 것이기도 합니다. 뭐든지 건강과 장수에 관한 것이라면 약초나 쥬스 또는 채소를 먹어야 한다고 믿기도 합니다.

그래서 건강과 장수를 위해 해볼만한 가치가 있다고 하는 제일 중요한 세 가지 일들에 관해 과연 어떠한 증거가 있는가 한 번 검토해 보겠습니다.

❶ 구석기 시대의 동굴생활 방식

첫 번째로 구석기 시대의 동굴생활 방식인데, 고기나 채소 등 모든 것을 날것으로 먹는 것입니다. 그럼, 여기서 이런 생활방식이 건강 장수하는 것에 도움이 된다는 증거가 있는가 한 번 알아보겠습니다.

단 한가지 확실한 증거를 찾는다면 오래된 '옷씨(Otzi)' 라는 미이라가 있습니다. 이 바짝 마른 시체인 미이라는 이태리 알프스산 에즈벨트 계곡에서 빙하가 녹으면서 나왔는데, 한창 나이인 25세에서 40세 사이에 죽은 것으로 알려졌습니다. 같이 발견된 그의 연장과 무기로 봐서 그는 4천년에서 6천년 전 청동기 시대에 살았었습니다. 탄소동위원소 측정 결과 5,300년 전에 죽었는데, X-ray와 CAT Scan, MRI 등을 이용해 혹시나 현대인에게 있는 암이나 결핵, 매독 등의 병 이외에 다른 병이 있었는가를 알아봤습니다.

아주 쇼킹한 것을 발견했는데, 목의 척추경부와 허리의 요추

장수비결-생식, 요가?

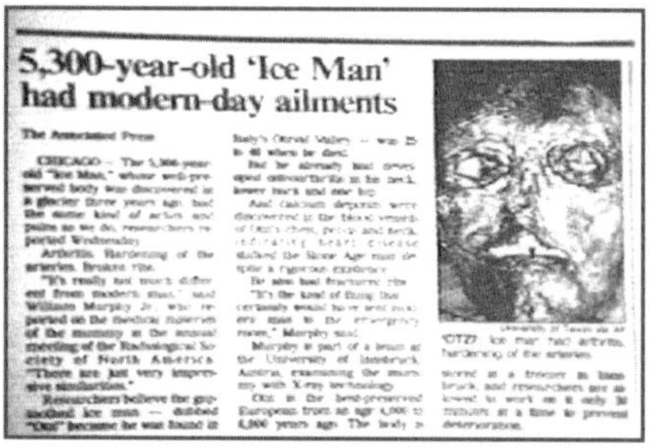
5,300-year-old 'Ice Man' had modern-day ailments

동굴생활 방식 = 생식(날 것으로 먹는 것)

미이라 : '아-씨'(25-40세, 청동기시대) 이태리 알프스산
애스웨드 계곡의 빙하 녹으며 발견

- 퇴행성 관절염 : 목, 척추 경부, 요추 경부, 양쪽 골반
- 동맥경화 : 소동맥, 관상동맥, 대동맥, 폐동맥, 장골동맥

경부, 그리고 양쪽 골반이 퇴행성 관절염에 걸려있었습니다. 더욱 충격적인 사실은 동맥경화에 걸렸다는 것입니다. 그의 활동적이고 간소한 스파르타식 생활방식에도 불구하고 소동맥경화증, 관상동맥경화증에 걸려 있었습니다. 대동맥 · 폐동맥 · 양쪽 장골동맥 등이 경화되었는데, 그는 아침에 달걀 세 개씩도 안 먹었고, 맥도널드의 빅맥도 안 먹었고, 아이오와(Iowa)산 옥수수로 기른 쇠고기도 안 먹었지만, 이런 식품을 먹으면 걸린다고 믿어지는 병에 걸려 있었습니다.

그러므로, 아무리 구석기 시대의 생활방식으로 산다해도 무병장수에 도움이 된다는 증거는 없습니다.

❷ 요가

다음으로 히피들이 미국으로 들여온 육체 · 마음 · 정신을 참선으로 다스린다는 요가라는 것이 있습니다. 1960년대와 70년대에 들어왔는데, 한 때 사라지는 듯 하다가 디팩 쵸프라가 그의 베스트셀러 책 너댓 권을 출판한 뒤 되살아났습니다. 그러나 이것 역시 장수에 도움이 된다는 아무런 증거가 없습니다.

여기 한 예를 들겠습니다.

서방국에서 제일 가는 요가와 참선의 대가인 55세 된 'Rita Gara' 가 있었습니다. 그는 세속적인 것을 떠나 참선으로 크게 도통을 했다고 믿었는데, 셀레늄 결핍 때문에 심근증에 의한 심장마비로 55세에 죽었습니다.

결국 요가와 참선은 장수하는 것에 아무런 도움을 주지 못한다는 것이 증명되었습니다.

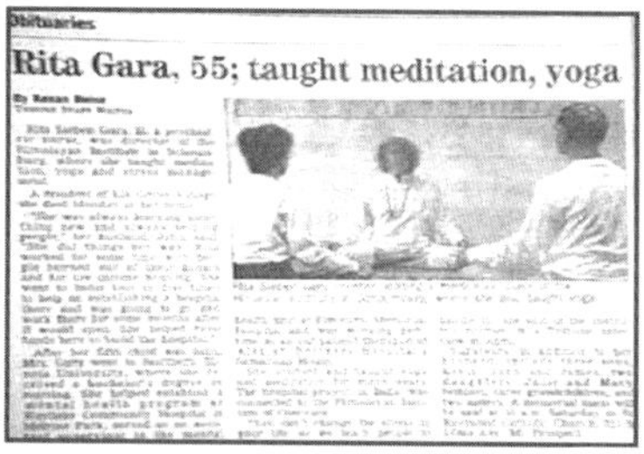

Obituaries

Rita Gara, 55; taught meditation, yoga

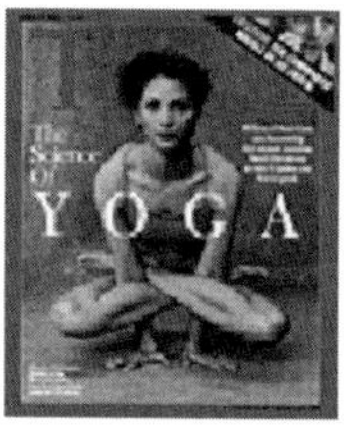

요가선생 리타게라 사망기사

\- 셀레늄 결핍으로 인한 심근증에 의한

심장마비로 55세에 사망

❸ 지중해식 음식

의료 전문가들이 지난 2년 동안 관심을 보인 것은 지중해식 음식입니다. 육류를 먹지 말고 닭고기와 물고기를 먹고 곡물은 빵이나 이태리식 파스타(Pasta)를 해먹고, 채소와 과일을 많이 먹고, 포도주는 마셔도 괜찮다고 했습니다. 그러나 그 역시 무병장수에 도움이 된다는 증거는 아무 것도 없습니다. 왜냐하면, 그런 음식을 먹는 그리스나 이태리 사람들도 우리처럼 평균 75.5세를 삽니다.

세계적인 장수의 기록들

그러면 현실적으로 우리 인간은 몇 살까지 살 수 있을까요?

노인과 전문의들의 문헌들을 한 번 자세히 살펴보겠습니다.

1995년 8월에 113세가 된 Christian 모튼슨(Mortonson)이 있습니다. 113세의 나이로는 퍽 활동적이어서 80대로 밖에 보이지 않는 그는, 캘리포니아주 싼 라파엘 사람으로 아직도 일주일에 한 번 골프를 칩니다.

이보다 한 달 전인 1995년 7월, 남아프리카의 Doria라는 사람은 114세가 되었는데, 무병장수비결이 무엇이냐고 기자들이 묻자, HMO 보험 때문이라거나. 매년 한 번도 거르지 않고 건강진단을 받아왔다고 대답하지 않고, 자기는 매일 메뚜기를 먹어왔고, 호박씨와 거북이 고기를 먹었으며, 채식주의자는 아니지만 나물과 말린 과일을 먹었고, 매일 아침 커피 한 잔씩을 마셨다고 했습니다.

적어도 세계 다섯 곳에 사는 사람들이 120년에서 140년을 삽니다.

중국 서부의 티베트에서부터 시작해 보겠습니다. 이곳 사람들은 1934년 제임스 힐튼(James Hilton) 때문에 유명해졌는데, 그가 쓴 《잃어버린 지평선》이라는 책이 있습니다. 당시 퓰리쳐상을 받은 이 책은 많은 분들이 읽어보셨을 것입니다. 1937년에는 영화로도 소개되었는데, 약 3시간 짜리 꽤 긴 영화입니다. 세상에서 가장 오래 산 사람의 기록이 나오는데 물론 과장도 좀 있겠지만 어느 정도는 증거가 있습니다.

티베트와 접경한 중국 땅에 '닥터 리'라는 사람이 있었습니다. 그가 150세 되었을 때 중국 황실로부터 큼지막한 증서를 하나를 받았습니다. 그가 1677년에 출생해서 150년 후에 중국 정부로부터 150세가 되었다는 증서를 받았고, 200세가 되었을 때 또 증서를 하나 받았고, 그 후 50년 뒤에 정부로부터 증서를 받았는데, 256세에 사망한 것으로 되어 있습니다. 1933년 그가 사망했을 때 뉴욕타임즈와 런던타임즈에 그에 관한 기사가 실렸습니다. 그의 장수 기록이 꽤 잘 보관되어 있긴 하지만 한 200년쯤 산 것 같습니다.

James Hilton이 이 사람에 대해서 책을 쓴 것입니다. 1967년인가 68년에는 '생루라'라는 이름의 총천연색 영화로도 다시 제작되었는데, 한 번 보실 것을 권합니다.

다음으로 파키스탄 동부에 헌사스라는 부족이 있습니다. 그들은 120세에서 140세까지 장수하는 것으로 유명합니다. 대안 건강법에 어느 정도 관심이 있다면 이들의 이름을 들어보신 적이 있을 것입니다.

다음으로 서부러시아의 게오르기아 사람들은 1970년대에

세계의 장수촌의 장수비결

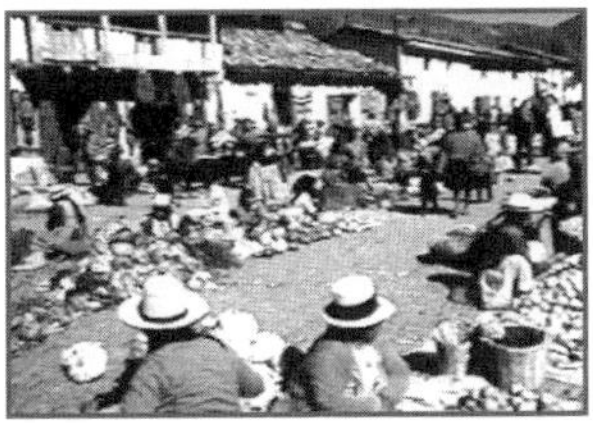

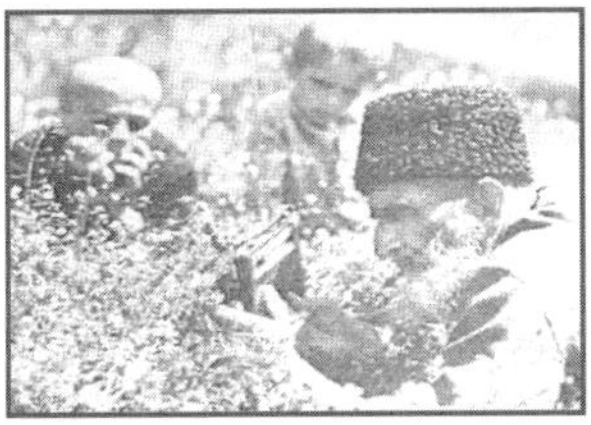

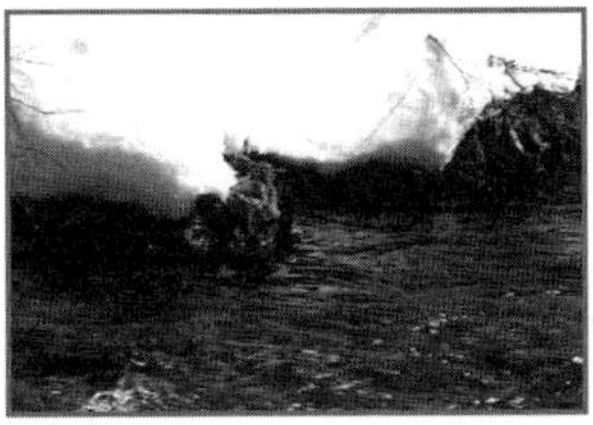

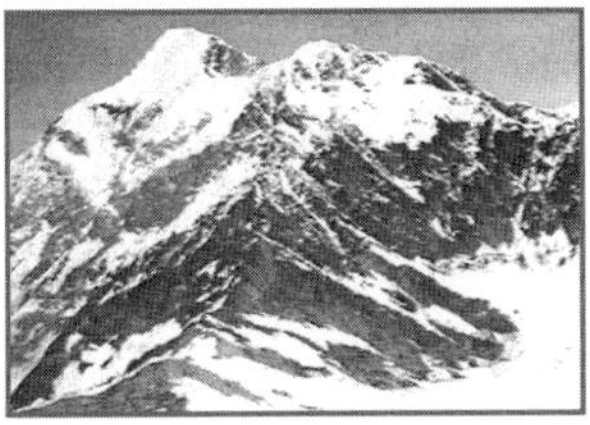

세계 장수마을 : 중국 서부의 티베트, 서부 러시아 게오르기아, 남쪽에 아르메니아, 아테지아, 아져바쟈, 에콰도르 안데스 지방의 비카봄바, 페루 동남부의 티티카카 등 평균 120-140세를 산다.

공통점 : 빙하가 산을 깍아 녹아내리는 물로 60여 종의 콜로이드 미네랄 섭취

「데논 요구르트」로 유명해졌습니다. 크리미아 전쟁 노병들을 기억하시죠? 군복을 입은 채로 군도를 높이 쳐들고, 데논 요구르트 컵을 들고 크게 웃는 활기 넘치는 그들은 데논 요구르트 덕분에 120세를 살았습니다.

다음으로는 바로 남쪽에 아르메니아, 아테시아 그리고 아져바쟈 사람들도 구 소련에서는 모두 장수하기로 유명합니다. 그

들이 보통 120세에서 140세의 장수를 누리기 때문에 60여 년 동안 이에 대한 연구를 했습니다.

실제로 1973년 1월호 《내셔널 지오그래픽》잡지에서 100세 이상 산 사람들에 관한 특별기사를 사진을 곁들여 실은 적이 있습니다.

열 두어장의 사진 중 기억에 남는 것은 석 장인데, 그 중 하나는 136세 된 할머니가 대나무 의자에 앉아 큰 쿠바산(産) 시가를 한 손에 들고 다른 한 손에는 8온스 짜리 보드카 술잔을 든 채 파티를 즐기는 모습이었습니다. 그 할머니는 양로원에도 안 가고 힘이 들어 구부리고 앉아있지도 않았습니다. 136세의 나이에 삶을 즐기고 있었습니다.

다음으로 남녀가 둥그렇게 짝을 지어 앉아있는 사진인데, 모두들 100년, 115년, 120년 등 결혼기념식을 치르고 있었습니다.

세 번째로 기억나는 사진은 아르메니아의 코카사스 산에서 트랜지스터 라디오를 들으며 엽차 잎을 따는 할아버지였습니다. 그의 출생기록이나 세례 기록, 군대 기록 그리고 그의 자녀들의 출생기록에 근거하여 《내셔널 지오그래픽》지는 그 당시 세상에서 가장 오래 산 사람으로서 그의 나이가 167세라고 했습니다.

서반구로 와서는 에콰도르 안데스 지방의 '비카봄바' 원주민이 퍽 유명하고, 다음으로 그 이름 때문에 제가 가장 좋아하는 페루 동남부의 '티티카카' 사람들이 유명합니다. 그들은 티티카카 호숫가 마추피추 지역의 동부에 사는 주민들인데, 120세~140세를 살기로 유명합니다.

충분한 영양보급이 장수의 비결

미국 최장수 노인의 사망기사

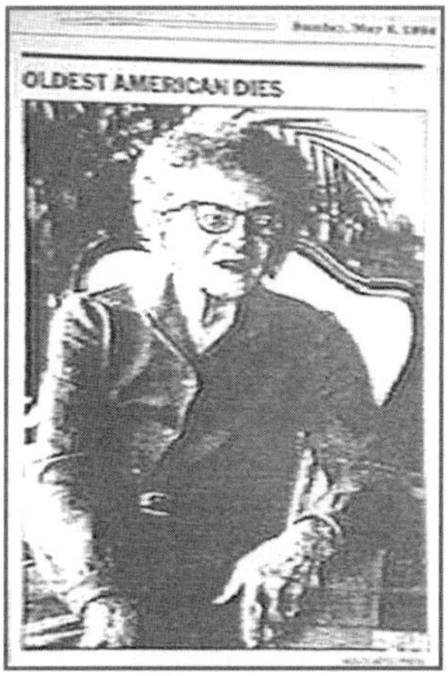

마가렛 스킷츠(여)

115세에 사망
가장 오래 산 미국인 (기네스북 기록) 버지니아 레드포트
사망원인 : 낙상으로 인한 합병증으로 3주만에 사망
〈영양부족, 골다공증 (칼슘결핍)〉

지난 5월 11일 가장 오래 산 미국인으로 기네스북에 기록된 마가렛 스킷츠라는 할머니가 있습니다. 이분은 버지니아주 래드포드 사람으로 115세에 죽었는데, 사망 원인은 영양부족이었습니다. 그녀의 사망기사를 보면 알 수 있듯이 그는 낙상으로 인한 합병증으로 죽었습니다.

왜 죽었다고요? … 맞습니다. 골다공증이었습니다. 칼슘결핍 때문에 죽었습니다. 그는 심장병, 암 또는 당뇨병 등 아무런 지병이 없었는데 낙상한 지 3주만에 칼슘부족으로 죽었습니다.

65세 이상의 미국 사람이 골반이나 다리 또는 척추 골절상을 입으면 75%가 90일 이내에 죽습니다. 폐렴이나 뇌졸중, 폐 색전증 등의 합병증으로 죽습니다.

그의 딸이 말하기를 그는 죽을 때까지 단 음식을 달라고 했다는데, 이것은 나중에 좀 더 얘기하려고 하는 '파이카(Pica)' 라는 병입니다. 보통 초콜렛이나 설탕을 심히 먹고 싶어하는 것은 후에 설명하겠지만 크로뮴(Chromium)과 바나듐(Vanadium) 결핍 때문입니다.

아프리카 나이져의 126세 된 Bower라는 추장에 관해 그의 아내 중 한 사람이 자랑을 늘어놓았는데, 126세에 죽을 때까지 이가 하나도 빠지지 않았다는 겁니다. 아마 다른 모든 신체 기능도 좋았을 것 같습니다.

다음으로 1993년 7월에 133세로 죽은 시리아 사람으로 기네스 북에 올랐는데, 단지 133세까지 살았다거나 80세에 네 번째 결혼을 했다거나 한 것이 이유가 아니고, 80세 이후에 아홉명의 자녀들을 두었다는 것입니다. 임신기간 9개월과 젖먹이는 기간 1년 그리고 1년 터울로 아내가 아이들을 낳았다면 100세가 되었을 때도 아직 자식을 생산할 수 있었다는 것이 기네스 북에 오르게 된 이유입니다.

여러분도 아직 희망이 있습니다.

1993년 11월, 여섯 명의 생물학자들이 아리조나에 있는 완전 격리시설에서 2년을 생활하다 나왔습니다. 세 쌍의 부부였는데 완전 식품을 먹었고, 공기를 재 순환해서 썼으며, 식품도 손수 재배해서 먹었기 때문에 그들이 먹는 식품이나 물, 공기 등에는 공해가 전혀 없었습니다. 그들이 이곳에서 나왔을 때 로스앤젤레스 캘리포니아 대학의 노인과 의료전문가들이 컴퓨터를 이용해 신체검사를 했는데, 만약 이들이 계속해서 그런 방식으로 살아나간다면 165세까지 살 수 있다고 예상했습니다.

그러므로 인간이 120세에서 140세까지 살 수 있다는 것은 이제 더 이상 의심할 여지가 없습니다. 현재 미국에는 105세 이상 된 사람이 54,000명에 달하고 있습니다. 2050년이 되면 105세 이상 된 사람이 150만 명이 될 것입니다.

제가 농촌에서 자랄 때 한 에이커 당 200부셸의 옥수수를 수확했는데 거기에 드는 노동력과 비료 등을 감안할 때 그만큼은 수확을 해야 수입을 올릴 수 있지, 만약 같은 노동력과 비료를 들여서 한 에이커 당 100부셸의 옥수수밖에 수확을 못한다면 손해를 보게 됩니다.

전쟁보다 무서운 의료사고

120세나 140세를 살기 위해서는 기본적으로 두 가지 해야 할 일이 있습니다.

첫째는 군대에 갔다온 분들은 다 아시겠지만, 지뢰를 밟아 폭사하는 것처럼 무모하게 죽지 말아야 합니다. 이렇게 무모한 죽음은 예를 들어 권총으로 러시안 룰렛게임을 한다거나, 담배나 술을 지나치게 많이 한다거나, 검정 옷을 입고 새벽 2시에 고속도로 한복판을 달리다나 차에 치여 죽는다던가 하는 어리석은 짓들입니다. 미국에는 이렇게 어리석은 짓을 하다 죽는 사람이 1년에 수만 명에 달하고 있습니다.

지뢰를 피하듯 무모하게 죽지 않기 위해서 마지막으로 꼭 드리고 싶은 말씀은 **의사에게 가는 것을 피하라**는 겁니다. 왜냐하면, 의사가 여러분을 죽일 확률이 반반이기 때문입니다. 이것은 대단히 격렬한 표현인데 구체적으로 입증해 드리겠습니다.

저의 많은 절친한 친구들이 의사들이며, 제 아내 역시 외과의사이기 때문에 말조심을 해야 되겠습니다. 그래서 저는 꼭 사실만을 말씀드리겠습니다.

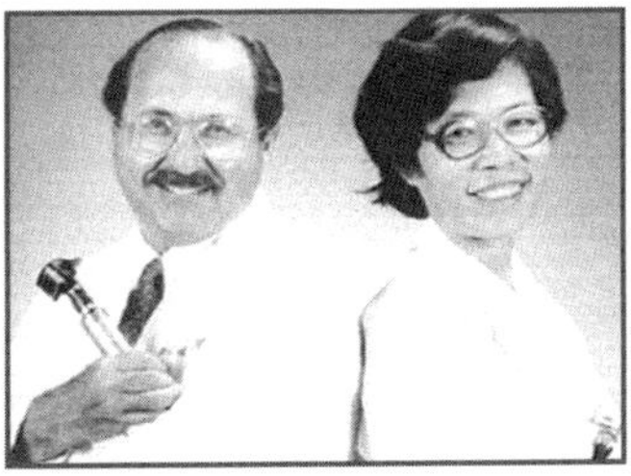

1993년 1월 13일, 소비자 보호단체인 랄프 네이더 그룹에서 미국병원에서의 사망원인을 3년에 걸쳐 연구한 끝에 1500페이지에 달하는 연구 보고서를 발표했습니다.

시간 관계상 그 내용을 다 말씀드릴 수는 없고 결론만 말씀드려도 우리에게 시사하는 바가 클 것입니다.

소비자 보호주의자인 랄프 네이더가 말하는 결론만을 여기에 인용한다면

"병원에서만 매년 미국인 30만 명을 의료태만 행위로 죽입니다."

너무나 큰 숫자이기 때문에 다시 한 번 읽어드리겠습니다.

"병원에서만 매년 미국인 30만 명을 의료태만 행위로 죽입니다."

X-ray를 기다리는 동안 어느 구석에 방치되어 조용히 숨졌다던가 하는 것이 아니고, **'Kill(죽이다)'** 라는 단어를 쓴 것입니다. '죽이다' 라는 단어를 쓴 것은 의사가 의료행위를 할 때 과오를 범하는 것을 뜻합니다. 다시 말해서 약을 잘못 처방하기도 하고 소수점을 잘못 찍어 약의 용량을 잘못 줌으로써 의사들은 1년에 30만 명이나 사람들을 죽입니다.

30만 명이 얼마나 많은 사람이란 것을 한 번 생각해 보겠습니다.

월남전에서 10년간 인명 살상용으로 소총, 대포, 폭발물 등을 가지고 싸우는 전쟁터에서 우리 미군의 손실이 56,000명으로 1

년에 5,600명 꼴이었습니다. 그로 인해 수백만 명의 사람들이 거리로 몰려나와 반전(反戰)데모를 했으며, 종전(終戰) 전 3년간은 정치적 무정부 상태가 되었습니다.

학생들은 총과 폭발물을 가지고 대학을 점거했으며, 오하이오 펜스테이트 대학에서는 방위병이 학생들에게 발포를 했습니다. 1년에 5,600명의 군인 때문에 대통령도 그 직에서 밀리고 말았습니다.

몇 분이나 벳씨 래이멘을 기억하십니까? 미국에서 두번째로 큰 신문인 보스턴 글로브(Boston Globe)지의 의학부 기자로서 퓰리쳐상을 수상한 바 있습니다. 그 여기자가 유방암에 걸렸습니다. 세계의 모든 암 치료병원의 안전기록을 검토해 봤습니다. 치료 성공률과 누가 유방암의 새로운 첨단 의술을 갖고 있는가를 면밀히 검토해 본 후 보스턴에 있는 데이나 파버 암 연구소를 택했습니다. 그가 그 병원에 입원하자마자 키모테라피(Chemotherapy:화학요법)를 16배나 많은 양을 주어 즉시 그를 죽여버리고 말았습니다. 퓰리쳐상을 받은 유명한 기자였기 때문에 타임지에서 기사화했고, 미국의 모든 신문들이 1면 기사로 다루었습니다.

여기 이 사진의 여자분 기억하시죠? …

예, 재키 케네디 오나시스 맞습니다. 이 사진은 이곳 뉴욕에 있는 의료센터로 처음이자 마지막 키모테라피 치료를 받기 위해 입원하기 사흘 전에 찍은 것입니다. 죽기 6개월 전에 비 호

지킨성 임파육종이라는 진단을 받았는데, 이런 종류의 암은 10년, 12년, 15년을 생존할 수 있고, 췌장암 · 위암 또는 간암과 달라 비교적 고통이 적습니다. 이 사진에는 말기 암 환자처럼 보이지도 않습니다. 오늘같이 상쾌한 날씨에 친구와 함께 센트럴파크를 거닐고 있는 모습입니다. 그 주 금요일 밤에 그는 처음이자 마지막 키모테라피를 받았습니다. 그는 앞으로 10년, 12년, 15년을 더 살 수 있기 때문에 임종을 지켜볼 사람도 곁에 없었습니다. 암이라는 진단이 난 뒤에도 6개월간이나 치료를 미룰 정도로 급한 게 아니었습니다. 금요일 밤에 들어가 화요일에 죽었는데, "재키 케네디는 암으로 죽었다"고 모두들 믿고 있습니다.

그는 암으로 죽지 않았습니다. 재키 케네디도 벳씨 래이멘처럼 키모테라피 과잉 투여로 죽었는데, 한 사람도 의사면허를 빼앗기지도 않았고 진료소도 폐쇄되지 않았습니다.

하물며 길거리의 보통사람들이야 말해 뭣하겠습니까?

여러분의 확률은 어떻다고 생각하십니까?

안전불감증에 걸린 의사들

여기 한 가지 더 말씀드리겠습니다.

1994년 7월, 역시 랄프 내더의 조사발표를 미국 모든 신문들이 일면 톱기사로 다루었습니다.

칼라인쇄가 마음에 들어 마침 여기 가져온 것이 《USA 투데

이》誌 1994년 7월 27일자로 생각됩니다. 국가의료보험인 메디케어 환자들을 취급하는 의사들의 70%가 효과적이고 안전한 치료방법을 묻는 시험에 떨어졌습니다. 70%가 시험에 낙방을 한 것입니다.

만약 아메리칸 에어라인의 파일럿들의 70%가 비행기 운행시험에 떨어졌다면, 혹은 아메리칸 에어라인에서 1년에 30만 명의 승객을 죽였다면 도대체 어떻게 되겠습니까? …

맞습니다. 1초도 안 걸려서 폐쇄시켜버릴 것입니다.

하버드 의대에서는 1972년 아주 중대한 조사를 해서 그 결과를 미국 의사회지(誌)를 포함한 세계의 모든 의료전문지를 통해 발표했는데 〈의사들의 환각제 불법사용〉에 관한 것이었습니다.

이 약들은 암거래 마약과 처방 마약, 코카인, 마리화나, 스피드, 벤젠페놀, 바비츄레이트(Barbiturate), 아편 유도체 등을 말합니다. 조사내용은 퍽 놀라웠습니다. **미국의 면허의사 중 52%가 매주 마약을 한다**는 내용이었습니다.

한편 우리를 더욱 두렵게 하는 것은 **78%의 의대생들이 매주 불법적으로 마약을 한다**는 것이었습니다. 졸업을 하면 마약을 끊을 것 같습니까? 아닙니다. 그때는 돈을 버니 더 비싼 마약을 합니다.

여기 예를 들어보겠습니다. 수천 개의 사례가 있지만 그 중 몇 개를 골라보겠습니다.

닥터 마이클 폴로라는 35세 된 캘리포니아 쌘 호세(San Jose) 소재 스탠포드 의대의 마취과 의사에 관한 얘기입니다. 그 의사는 간 이식수술의 준비를 위해 수술실에 오기로 되어 있었는데, 찾을 수가 없었습니다. 모두들 수술가운을 입고, 이식할 간도 들어왔는데 그러나 이식 받을 환자를 마취할 의사가 보이지 않습니다. 집으로 전화를 해보니 부인말로는 2시간 전에 나갔다고 합니다. 비퍼(beeper)로 삐삐를 쳐봤으나 찾을 수가 없습니다. 수위 한 사람이 찾으려고 복도로 달려가는데 화장실에서 삐삐 소리가 납니다. 잠긴 화장실 문을 부수고 들어가 보니 그 안에 그 찾던 의사가 신발을 벗은 채 죽어있었습니다. 알고 보니 발에다 다량의 펜타닐(Fentanyl) 주사를 놓았던 것입니다. 실제로 자기 발에다 주사를 놓았습니다. 그 의사가 약물과용으로 죽은 것보다 더 끔찍한 사실은 그렇게 마약에 취한 상태에서 간이식을 받을 환자에게 마취를 하려했다는 점입니다.

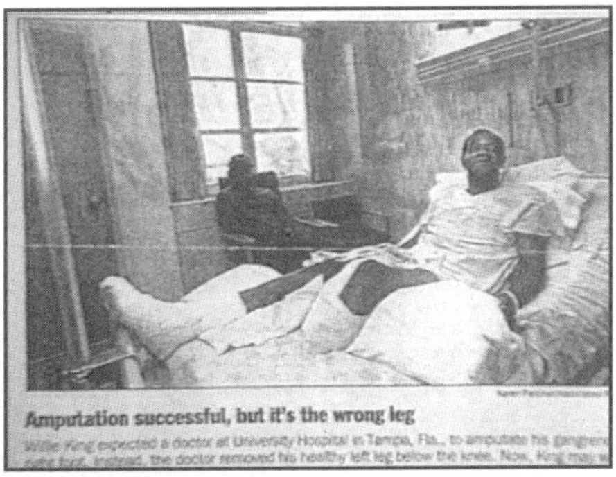

썩은 다리 대신 성한 다리를 잘리운 환자

미시간주 그랜드 레핏즈(Grand Rapids)의 외과의사의 취한 눈동자는 어땠을 것 같습니까? 암에 걸린 유방을 놔둔 채, 성한 쪽 유방을 떼어내 버렸습니다.

윌리 킹은 당뇨병으로 썩어 가는 오른쪽 다리를 절단하러 들어갔는데, 의사는 재빨리 정상적인 왼쪽 다리를 잘라버리고 말았습니다.

노스캐롤라이나 윌밍턴의 신경외과 의사 얘기를 하나 하겠습니다. 뇌 수술도중 25분간이나 수술실에서 나가 있는 바람에 환자의 뇌가 바짝 말라 버렸습니다. 그 의사는 점심을 먹으려고 식당에 가서 25분간 수술실을 비웠다고 해서 30일간 면허정지 처분을 받았습니다. 믿을 수 없는 말입니다. 의사들의 52%나 되는 마약 복용자 중의 한 사람이라고 믿습니다. 그는 어디 숨을만한 데 가서 코카인을 들이마시거나, 마약주사를 한 대 맞

의료사고 -매년 30만 명의 환자를 죽임

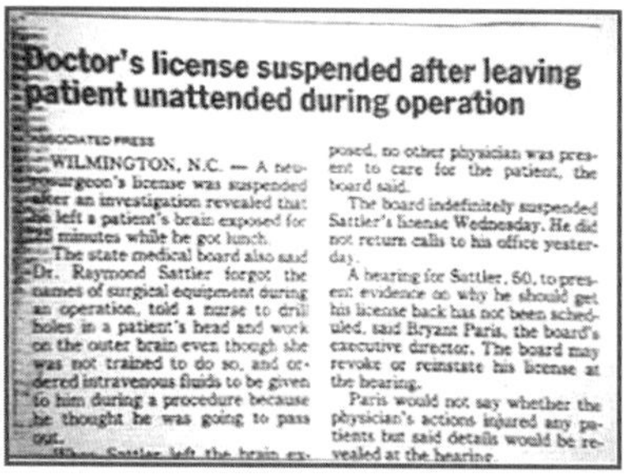

Doctor's license suspended after leaving patient unattended during operation

ASSOCIATED PRESS

WILMINGTON, N.C. — A neurosurgeon's license was suspended after an investigation revealed that he left a patient's brain exposed for 25 minutes while he got lunch.

The state medical board also said Dr. Raymond Sattler forgot the names of surgical equipment during an operation, told a nurse to drill holes in a patient's head and work on the outer brain even though she was not trained to do so, and ordered intravenous fluids to be given to him during a procedure because he thought he was going to pass out.

When Sattler left the brain exposed, no other physician was present to care for the patient, the board said.

The board indefinitely suspended Sattler's license Wednesday. He did not return calls to his office yesterday.

A hearing for Sattler, 60, to present evidence on why he should get his license back has not been scheduled, said Bryant Paris, the board's executive director. The board may revoke or reinstate his license at the hearing.

Paris would not say whether the physician's actions injured any patients but said details would be revealed at the hearing.

수술도중 식사를 위해 자리를 비운 의사에 대한 기사

은 것이 틀림없습니다.

이것은 다음의 예를 들어보시면 더 확실해질 겁니다.

노스 캐롤라이나 의료 감독위원회에 의하면 Raymond Satler라는 의사는 수술 중 의료기구 이름을 잊어버려서 조수에게 'Black & Decker 드릴'로 환자의 머리에 구멍을 뚫으라고 했습니다. 이 드릴은 씨어즈 백화점에서 파는 집 수리할 때나 쓰는 구멍뚫는 연장입니다.

다음은 텍사스주 Fortworth의 메디컬센터 외과의사 얘긴데, 폐암환자의 암에 걸린 쪽 폐가 아닌 성한 쪽 폐를 떼어내고서 아무에게도 말하지 않고 꿰매버렸습니다. 2년 후 그 환자가 죽었는데, 병리학의사의 말에 따르면 수술기록이 환자의 병력과 일치하지 않는다고 했습니다. 이 결국 그가 수술 중 술에 취해 있지 않았었다는 증언을 해줄 의사가 하나도 없어서 9백만 불을 주고 유가족과 합의를 봤는데 아마 배심원 재판까지 갔었다면 1억불은 보상했어야 되었을 것입니다.

랄프 내더(Ralph Nader)가 무슨 다른 속셈이 있어 그러는 것이 아니기 때문에 저는 그의 발표를 믿습니다.

랄프 네이더(Ralph Nader)의 발표에 의하면 국가의료보험을 독차지해 여러분이 낸 세금을 쓰는 하나의 전문직종이 매년 우리들 중 30만 명을 죽이고 있는데도, **"의사들로부터 우리를 구하자!"**고 쓴 피켓을 들고 거리에서 데모하는 사람은 한사람도 없습니다.

암을 고친 비타민 · 베타카로틴 · 셀레늄

필수 영양소의 종류와 비타민의 실질적 힘

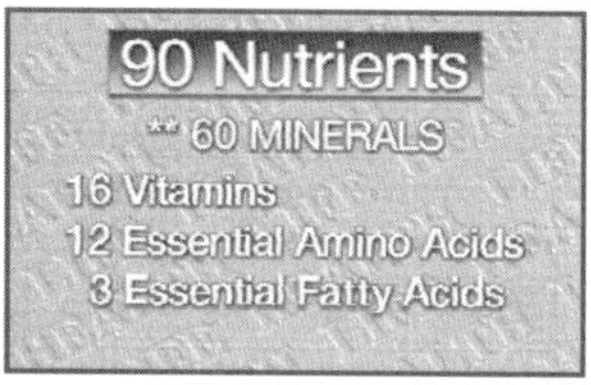

인간은 매일 60종의 미네랄, 16종의 비타민, 12종의 아미노산 그리고 3종의 필수지방산 등 90여종이 반드시 필요하다. 식사를 통하여 모두 공급하여야 한다. 이 중 한가지만 결핍되어도 10여가지 질병에 걸릴 수 있다.

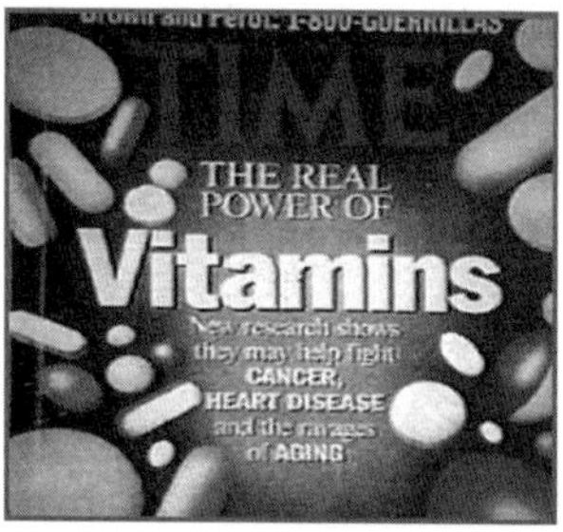

92년 4월 6일자

타임지 - 비타민의 실질적인 힘

암 · 심장병 · 노화 방지를 할 수 있는 새로운 연구결과 여러분, 한 번 생각해 보시기 바랍니다.

첫째로, 지뢰를 피해가듯 해야 합니다. 그러려면 될 수 있는 한 자신을 직접 치료하거나 질병을 예방함으로써 치료를 받을 필요가 없어야 합니다.

둘째로는, 좀더 적극적으로 실천하는 일인데, 여기 90이라는 숫자를 가지고 말씀을 시작하겠습니다.

여러분은 매일 90가지의 영양소가 필요합니다. 60가지의 미네랄이 필요하고, 16가지의 비타민, 12가지의 필수 아미노산, 그리고 3가지의 필수 지방산이 필요합니다. 매일 90가지의 영양소를 섭취해야 하는데, 영양소 전부를 섭취하지 못하거나 섭취하더라도 그 양이 충분치 못할 경우 영양부족으로 인해 질병에 걸리게 됩니다.

제가 가장 좋아하는 기사가 1992년 4월 6일자 타임지에 실렸습니다. 못 읽어보셨으면 근처 도서관이나 학교 도서실에 가서 복사해다 두시길 바랍니다. 커버스토리로 다룬 기사인데 『비타민의 실질적 힘 - 암, 심장병, 또는 노화를 방지할 수도 있는 새로운 연구』라고 되어있습니다.

거기에는 6페이지에 달하는 긍정적인 내용이 들어 있는데, 단 한 줄의 부정적인 내용이 있습니다. 그 부정적인 내용은 타임지 기자가 어느 의사에게 "보조영양제로 비타민과 미네랄을 섭취하는 것에 대해 어떻게 생각하느냐?"고 물었더니 그 의사는 "비타민을 입에 털어 넣는 것은 아무것도 이로운 게 없습니다. 우리가 먹는 음식에는 필요한 모든 비타민이 들어 있으므로 보조영양제를 섭취하는 것은 단지 비싼 소변만 볼뿐입니다."라고 했습니다.

이렇게 코방귀를 뀐 의사는 뉴욕시의 마운트 사이나이(Mount Sainai)의 의대 교수인 Dr. 빅터 허버트였습니다.

자! 이 말을 미주리주 시골말투로 바꾸어 말하자면, 〈비타민과 미네랄을 먹으면 달러를 오줌으로 다 싸버린다〉는 뜻입니다. 아무런 대가없이 달러 뭉치를 변기 속에 넣고 확 씻어 내보낸다는 말입니다. 그건 돌팔이들이 '비타민이다', '미네랄이다' 해서 당신네 돈을 긁어간다는 말입니다. 대강 이상과 같은 말일겝니다.

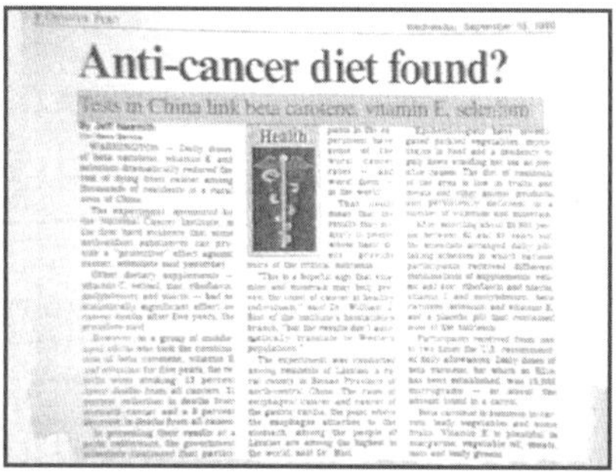
Anti-cancer diet found?

Tests in China link beta carotene, vitamin E, selenium

93년부터 5년간 중국 호남성에서 암 연구

29,000명 대상 임상결 : 각기 다른 그룹에게 비타민E, 베타 카로틴, 셀레늄 2배 공급 ⇨ 어떤 질병이든 9% 감소

자! 그럼 한 번 들어보시길 바랍니다.

1993년 9월, 국립 암 연구원과 보스턴에 있는 하버드 의대 공

동으로 암 환자에 대한 연구를 한 결과 항암식품을 찾아냈다고 발표했습니다.

의학계에서는 중국을 택해서 이 연구를 시작했는데 중국의 호남성에서는 세계에서 가장 높은 암 발생률을 보였기 때문입니다. 5년 동안 29,000명에게 각기 다른 비타민과 미네랄을 미국인 1일 권장량의 2배씩을 투여했습니다. 예를 들어, 어떤 그룹에서는 비타민C를 주었는데 1일 복용 권장량이 60mg이니까 이 두 배인 120mg을 주었습니다. 이것은 퍽 보잘것없이 적은 양입니다.

어느 건강식품점을 가도 비타민C 한 알에 500mg이하 짜리는 살 수가 없습니다. 노벨상을 둘씩이나 수상한

라이너스 폴링은 말하기를 "암을 예방하려면 하루에 10,000mg의 비타민 C를 섭취해야 한다."고 합니다.

한 연구 그룹에 투여한 1일 권장량 두 배의 비타민C는 아무런 효과도 없었습니다. 비타민A 두 배 역시 아무런 효과가 없었고, 아연 · 리보플라빈(Riboflavin) · 트레이스 미네랄 · 니코틴산 투여도 아무런 효과가 없었습니다.

그런데 다른 한 그룹에서는 큰 효과가 나타났습니다. 이 그룹에서는 3가지의 영양소를 주었는데, 즉 비타민 E와 베타카로틴 그리고 트레이스 미네랄인 셀레늄을 1일 권장량의 두 배를 주었습니다. 어느 영양소나 실험결과 0.5%의 좋은 효과가 있으면 인류의 삶을 크게 향상시키기 때문에 연구보고서를 발표합니다. 여러분, 0.5%는 대단히 유익하다는 통계 숫자를 기억하시기 바랍니다.

비타민E와 베타카로틴 그리고 트레이스 미네랄인 셀레늄을 5년 동안 복용한 그룹에서는 모든 질병으로 죽은 사람수가 9%나 줄었습니다. 그 5년 동안 거의 100명에 10명, 혹은 10명에 1명은 어떤 병에 걸렸건 죽을 거라고 한 사람들이 생존하게 된 것입니다. 위에 말한 세 가지 영양소를 주지 않았을 경우 죽었을, 모든 암 환자의 13%가 살아남았습니다. 그래서 100명 중 13명이 생존하게 되었고, 중국 호남성에서 가장 흔한 위암과 식도암으로 죽었을 환자 21% 즉 100명 중 21명이 살게 되었습니다.

과거 미국에서는 230억불을 들여 암과의 전쟁을 선포하고, 암의 치료와 예방백신 연구를 했으나 암 환자는 1971년 이후 18%나 증가했습니다.

여기 오신 분의 대부분은 위에서 말씀드린 세 가지 영양소 섭취를 실천하고 계시겠지만, 남이 하라고 권할 때까지 기다리지 마십시오. 만약 모르고 계셨다면 이 말씀 한 가지만으로도 여기 오신 덕을 톡톡히 보신 것입니다.

저는 세계 각처에서 사체 부검을 했는데, 454종류의 동물을 17,500번 했고, 사람을 3,000번이나 했습니다. 아직도 건강하게 자식들을 낳고, 손자들을 보고, 멀지 않은 장래에 증손자를 보게됩니다.

차라리 하루에 50센트 혹은 1불 어치의 잉여 비타민과 미네랄을 소변으로 내보는 편이 훨씬 값싼 보험에 드는 것이 아닐까요?

하루에 단돈 1불 어치의 비타민과 미네랄을 자신의 건강을 위해 쓰지 않는다면, 결국 어느 의사의 고급생활양식을 뒷바라지 해주는 꼴이 되고 맙니다.

여러분이 의사에게 가서 지불하는 돈 중, 아동의 치명적 질병의 진단과 예방 치료 또는 성인의 유방암이나 전립선암의 예방 진단 또는 효과적 치료를 위한 연구 등에는 동전 한푼도 쓰이지 않습니다. 그 돈은 모두 의사의 주택 또는 벤츠 자동차의 월부금이나 자녀들의 하버드 의대 학비로 쓰여집니다. 보스턴에 있는 하버드 대학 아시죠? 자녀들의 예일대 법대 학비로 나갑니다. 우리는 의사들을 부자로 만들어 주고 있습니다.

미국이 독립한 1776년부터 2차대전이 끝날 때까지 미국 정부는 총 8천만불의 돈을 국민보건사업이나 연구비로 썼는데 지금은 어떻습니까? 1년에 1조 2천억불을 국민보건사업에 쓰고 있고 이것은 또한 우리에게 공짜지요? 예, 공짜 맞지요?

저기 계시는 저 부인, 뭐라고요?

하하, "젠장, 공짜는 무슨 공짜냐!"구요? 그렇습니다. 보험혜택 때문에 공짜처럼 생각되지만 사실은 우리가 모두 지불하고 있습니다.

한 말씀 드리죠. 만약 가축의 병을 사람 치료하듯 한다면 햄버거 1파운드에 275불이 갈 것이고, 반대로 가축의 치료방법을 사람의 병 치료에 이용할 경우 5인 가족 의료보험료는 한 달에 10불밖에 안 할 것입니다. 선택은 여러분의 자유입니다.

우리는 의료보험과 정부지원으로 의사들을 부유하게 만들어 주었기 때문에 그 의사들은 우리에게 갚아야 할 빚을 지고 있다고 생각합니다. 다른 산업의 경우와 마찬가지로 최소한의 예를 들자면 '리콜' 제도라도 실시해야한다고 믿습니다.

리콜제, 즉 결함 부분을 고쳐주겠다는 통보인데 이를 처음 시작한 것이 아마 25년 전 일로 알고 있습니다. 당시 랄프 네다라는 소비자 보호주의자가 알아보니, 포드 자동차 회사에서 만든 '핀토' 라는 차는 20마일 속도로 뒤에서 받쳤을 경우, 가스탱크가 폭발해서 차안에 탄 사람들이 모두 불에 타 죽게끔 제작되었다는 사실입니다.

사람들이 이 문제를 포드회사에 항의해 보았지만 회사측은 사고를 낸 것이 바보짓이지 보상은 무슨 보상이냐고 했습니다. 랄프 네다는 설계에 결함이 있음을 지적하고, 연방법원에 소송을 했으며 결국 승소하게 되었습니다. 법원에서 포드회사로 하여금 모든 소비자들에게 차를 가지고 오면 무료로 고쳐주겠다는 리콜통지서를 등기우편으로 보내라고 명령했습니다.

신문의 비즈니스 난을 보면 그 후 계속해서 이런 저런 리콜 통지가 게재된 것을 볼 수 있습니다. 시어스(Sears) 백화점은 대만에서 만든 불량 타이머로 인해 한밤중에 화재가 발생하자 주요 가전제품 40만대를 회수한 적이 있습니다.

다음으로 이것 역시 Ford 자동차 회사의 일로 아는데, 몇 달 전 픽업 트럭의 가스 라인이 Drive Shaft 위에 얹히게 만들어져 25,000마일만 타면 가스 라인이 마모되어 구멍이 뚫어지게 설계되었습니다. 그 봉급 많이 받는 엔지니어들 중 한 사람도 그걸 몰랐었다니, 하여간 25,000대의 픽업 트럭을 회수해 갔습니다.

다음으로 한 가지 정말 우스운 일은 Saturn 차인데, 이 차는 처음부터 1993년 4월까지 생산한 차 중 한 대도 빼놓지 않고 수백만대가 회수되었습니다. 그 이유는 새턴 차의 전기 시스템이 TV 리모콘의 신호를 받아들이도록 만들어졌기 때문이었습니다. 이웃집 사람이 새벽 2시에 잠이 안 와 집에서 뉴스나 영화를 보려고 리모콘으로 TV 채널을 이리저리 돌리자 그만 자동차가 '붕-' 하고 시동이 걸리며 기아가 들어가 후진해서 차고를 부수고 나가버립니다. 수백 번 이런 일이 생기자 앞으로 수천 건의 소송사태가 발생하기 전에 차라리 그 차들을 회수해다가 고쳐주는 편이 돈이 덜 들겠다는 생각을 하게 된 것입니다.

의료계에서도 우리에게 이와 같은 대우를 해줘야 한다고 믿습니다. 과거 10년, 50년, 100년, 혹은 300년 동안 의사들이 해온 말들이 옳지 않거나 사정이 많이 변했습니다.

따라서, 의사들은 그동안 자신들이 진료한 모든 환자들에게 올바른 의료정보를 알려주기 위해 "다음 3주간 화요일 밤마다 신장결석, 결핵 또는 심장병 등에 관해 1시간씩 무료강의가 있으니 참석해 달라"는 식의 통지를 해야 한다고 생각합니다. 여러분 중에 의사의 이런 리콜통지서를 받으신 분이 계십니까? 흥미 있는 일이지요?

미국인의 대표적인 질병들

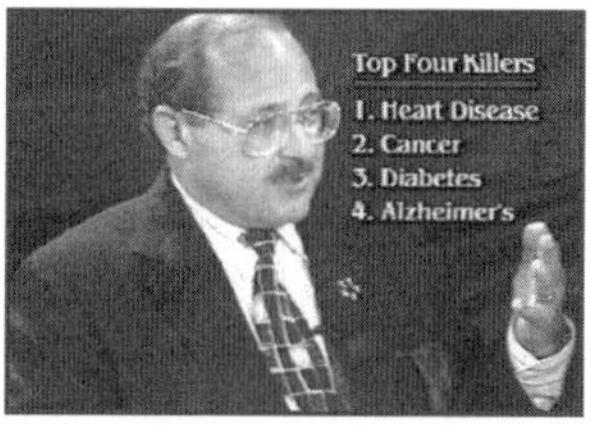

현대인의 4대 사망원인

1. 심장 혈관질환
2. 각종 암
3. 당뇨병
4. 치매

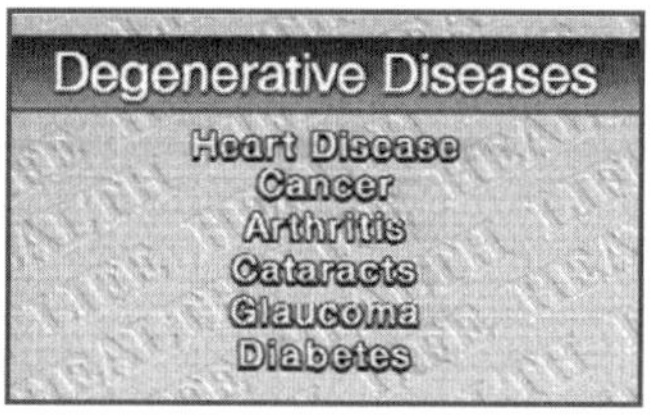

각종 퇴행성 질환

심장질환 · 암 · 관절염

백내장 · 녹내장 · 당뇨병

【참고】 한국인의 사망원인

1999년 총 사망자 246,539명 중

심장혈관질환 : 57,531명
각 종 암 : 55,005명
} 전체 사망원인의 50%

하여튼 지난 2~3년간 저는 리콜통지서를 많이 받아보았습니다. 간단히 짚고 넘어가겠습니다.

❶ 위궤양

첫째가 위궤양입니다. 여기 몇 분이나 '스트레스가 위궤양의 원인' 이란 말을 들어보셨습니까?

좋습니다. 모두 들어보셨군요. 손을 안 드시는 분들은 건망증에 걸렸거나, 좀 거짓말을 하시는군요.

수의사들은 이미 50년 전에 적어도 돼지의 위궤양은 헬리코박터파일로리(Helicobacterpylori)라는 박테리아가 원인이라는 사실을 알고 있었습니다. 그 유명한 메이요 클리닉(Mayo Clinic)의 값비싼 위장전문 외과의사에게 돼지 위궤양 수술을 맡겼다가는 돼지고기 1파운드에 275불이나 나갈 것입니다.

테트라싸이클린(Tetracycline) 항생제에 들어 있는 비스머스(Bismuth)라는 트레이스 미네랄로 수술하지 않고 돼지의 위궤양을 예방하고 치료할 수 있었습니다. 고작 5불밖에 들지 않고 테트라싸이클린에 들어있는 비스머스라는 트레이스 미네랄로 돼지의 위궤양을 치료한 것입니다.

미 국립보건원(NIH)은 1994년 2월에야 "위궤양은 스트레스가 원인이 아니고 '헬리코박터파일로리' 라는 박테리아가 원인인데 치유될 수 있다."고 즉, 실제로〈치유〉라는 단어를 써서 발표했습니다. 의료연구진은 그런 단어를 결코 쓰지 않습니다. 그들은 항상 '양호한 결과를 보이다', '아마도 유익할 것이다'

라는 말을 하는데, 이번에는 '치유' 라는 단어를 쓴 것입니다. 국립보건원에서는 비스머스 트레이스 미네랄과 테트라 싸이클린을 함께 씀으로써 치유될 수 있다고 했습니다.

자, 그럼 여기 계신 분 중에 비스머스가 무엇인지 모르시는 분을 위해 말씀드리겠습니다. 약국이나 식품점에 가면 분홍색의 8온스 짜리 한 병에 2불 95전 하는 펩토-비스몰(Pepto-Bismol)이 바로 그것입니다. 하루에 펩토-비스몰 한 숟가락과 약간의 오리오마이신에 송아지 먹이 캡스펠릿(calf pellet)을 복용하시면 위궤양은 낫습니다. 선택은 여러분이 할 일입니다.

❷ 암

다음으로 미국인의 두 번째 사망원인은 무엇입니까?

'암(癌)' 이라는 무서운 병이 맞죠?

요즘 의사들은 좋은 의료정보를 갖고 있기 때문에 치료비 독촉장만 보낼 것이 아니라, 이런 좋은 정보의 사본을 한 부씩 진료비 청구서 보낼 때 함께 보내주어야 할 것으로 생각합니다.

의사들은 국립암연구원으로부터 그런 통지를 받고는 이를 꼬깃꼬깃해 쓰레기통에 던져버렸을 것입니다. 의사가 읽는 것은 "아, 한 달에 Prozac 처방 20개만 팔면 도금한 골프채를 살 수 있겠구나!"하는 것입니다. 한 번 생각해 볼 일입니다.

특히, 암은 미국에서 두 번째로 높은 사망률에 관한 것이기 때문에 의사들은 이 연구보고서 한 카피씩을 여러분에게 보내드리고 또 실천하도록 권해드렸어야 했습니다. 권하지는 않더라도 소식만이라도 전해주어 여러분 각자가 선택을 할 수 있도록은 했어야 했습니다.

❸ 관절염

여기에 제가 가장 즐겨 인용하는 병이 하나 있습니다. 제가 제일 즐겨 쓰는 이유는 여러분 자신들이 할 수 있는 것이기 때문입니다.

50세 이상이 되면 미국인 75%가 어느 형태로든 관절염에 걸립니다. 앞으로 몇 년 후면 3천5백만 명의 베이비붐 세대가 50세가 되는데, 관절염을 치료할 약은 단 한가지도 없습니다. 아스피린 가지고는 치료가 안되고, 위출혈을 일으켜 죽을 수도 있습니다. 타이레놀로도 고칠 수 없고, 매년 50,000명의 신부전증을 유발하고 그 중 5,000명은 증세가 너무 심해 신장이식을 해야 합니다. 에드빌(Advil)로도 고칠 수 없고 복용자의 2%내지 5%가 간경화를 일으킵니다. 메토츄렉세이트(Methotrexate)나 항염제로 쓰이는 금을 주입해도 고칠 수 없고, 골수의 흐름을 막아 정상적인 혈소판과 백혈구를 만들지 못합니다. 그래서 임신 중 관절염으로 이 약을 복용했을 경우 신경계통에 결함이 있는 아기를 낳을 위험률이 97%나 증가합니다.

프로토죤(Protozoan)이나 코르티죤(Cortisone) 등의 약들도 관절염을 치료하지는 못합니다. 이 약들은 면역체계를 억제하여 관절염보다 훨씬 더 무서운 병에 노출시키며 뼛속의 미네랄을 빠른 속도로 잃어버리게 합니다. 이런 약들은 고통이나 염증을 경감시키지 못합니다. 단, 한 가지 방법이 있다면 관절 교체 수술뿐입니다.

골반이나 무릎을 새로 갈아 끼우거나, 척추 융합과 손가락 성형수술도 필요하게 됩니다.

저는 환자들을 쇠고기 자르듯 하는 수술대로 보내는 것을 좋아하지 않기 때문에 제 자신 의사이면서 또한 수의사인 것을 십분 이용하게 되었습니다.

월렉의 돼지 관절염 처방법

미국 연방법에는 말할 것도 없고 대부분의 주에서 병을 낫게 한다는 '치유(治癒)'라는 단어를 사람에게 투여하는 약품에 쓰는 것을 불법으로 하고 있습니다. 만약 어느 의사가 돌아다니며 사람들의 병을 낫게 한다면 그 의사는 감옥에 갑니다. 왜냐고요? 미국에서는 사람의 병을 치유하지 못합니다. 단지 수의사만이 동물을 치유할 수 있고

동물에게는 의료보험이 없기 때문에 수의사는 영양소를 찾아내어 동물의 질병을 치료하는 게 경제적입니다.

그래서 제가 한 것이 수의학 지식을 바탕으로 동물의 관절염을 예방하고 치료하도록 만들어진 여러 가지 배합영양소를 찾아내어 인간용으로 개조하게 되었고, 그것을 〈Dr. Wallach의

돼지 관절염 처방〉이라고 이름지었습니다. 사람들은 "그 돼지 처방이 필요하니 더 좀 보내달라!"고 전화를 걸어옵니다.

하버드 의대에서는 "교원질(膠原質:콜라겐)을 다시 자라게 할 수 없다는 것은 누구나 다 아는 일인데, 어떻게 하면 그 Wallach이란 자가 돌팔이 의사이고 사기꾼이라는 것을 증명할 수 있을까?"하면서 25년간이나 기회를 엿보고 있습니다.

지금 쓰고있는 것이 고작 아스피린, 금 주입, 타이레놀, 프로토존과 코티존 등인데, 이런 약들은 모두 교원질의 원료가 아니기 때문에 이런 것들을 써 가지고는 교원질이 다시 자랄 수 없습니다. 그러나 올바른 미네랄을 적절한 비율로 배합한 90가지의 필수영양소를 섭취했을 경우는 다릅니다.

지난 5년간만 해도 수천 명, 아니 일만 명 이상의 환자들을 보아왔는데, 모두 뼈의 퇴행성 질환으로 목을 돌리면 자루 속의 자갈이 갈리는 소리가 나는 뼈마디 사이의 관절염, 요통, 뼈의 돌기, 골다공증, 이가 흔들리는 것 등 이 모든 것이 다 뼈의 퇴행성 질환입니다.

골다공증으로 매월 25만 명이 〈닥터 월렉의 돼지 관절염 처방〉을 쓰고 있습니다. 실제로 효능이 있음이 틀림없습니다.

여기서 돼지 관절염 처방을 간단히 말씀드리겠습니다. 비방은 이렇습니다.

'칼슘강화 미닛메이드 오렌지 쥬스(Minute Maid Orange

Juice)' 5온스에 여자분들이 잘 아시는 즉 손톱이 잘 부러지거나 끝이 갈라지는데 복용하는 '낙스 젤라틴(Knox Gelatin)' 반 온스인데, 잘 모르시면 식품점에 가면 있습니다. 거기다가 식물에서 추출한 액체 미네랄인 콜로이드 미네랄 한 온스를 하루에 두 번씩 복용하는 겁니다.

한편으로는 우습기도 하지만 다른 한편으로는 의사들의 자세를 엿볼 수 있는 일을 하나 말씀드리겠습니다.

이것은 관절염에 관한 것으로 1993년 9월 24일에 발표된 연구보고서입니다. 역시 하버드 의대와 보스턴 재향군인 원호병원에서 있었던 일입니다.

몇 분이나 원호병원에 가보셨습니까? 좋습니다. 여러분은 나라를 위하여 죽을 수 있는 기회가 두 번 있는데, 한 번은 전쟁터에 나가는 것이고 다음은 원호병원에 입원하는 것입니다. 맞지요?

하여간 하버드 의대에서는 닥터 월렉의 돼지 관절염 처방 중에서 제일 터무니없는 3분의 1만 한 번 써보자 하고는 임상실험을 했습니다.

연구보고서는 1993년 9월 24일에 발표되었습니다.

이 연구 보고서의 제목은 『임상실험에서 닭고기의 단백질이 관절염으로 인한 부종 및 통증을 멈추게 하다』였습니다. 항염제로 금을 주입하기도 하고, 메토츄렉세이트나 프로토죤, 코르티죤, 물리치료 등 여러분들이 상상할 수 있는 좋다는 것은 다

해보았고, 마지막으로 관절교체 수술만 기다리는 환자들이었습니다.

하버드 의대와 원호병원에서는 이 수술을 하기 전, 환자들에게 단기간의 실험목적으로 90일 즉 3개월만 고통을 더 참아줄 환자들을 찾는다고 했더니 29명의 지원자가 나왔습니다. 이들은 15년에서 20년 동안 아무리 관절염 치료를 해도 낫지 않는 환자들이었습니다. 모든 방법을 다 써봤지만 치료가 실패로 끝난 이 관절염 환자 29명에게 했다는 실험이 고작 매일 아침 오렌지쥬스에 섞은 닭의 연골 가루 한 숟가락씩을 주는 것이었습니다. 단 한 숟가락의 닭 뼈 가루였다는 말씀입니다.

하버드 의대의 발표에 의하면 10일 내에 통증과 염증이 사라졌다고 했습니다. 지난 15년에서 20년 동안 많은 치료에도 불구하고 처음 있는 일이었습니다. 30일이 지나자 손가락, 손목, 팔꿈치 그리고 어깨에 통증 없이 전에는 못했던 새 피클 병 뚜껑을 비틀어 열 수 있었습니다. 이들은 아무리 치료를 해도 낫지 않던 환자들인데, 90일 즉 3개월이 되었을 때에는 기능이 완전히 회복되었습니다.

이제 여러분 생각으로는 아마 그들이 제게 전화를 걸어 "월렉씨, 지난 25년간 우리가 당신을 헐뜯은 것은 참 미안하게 됐습니다." "당신의 돼지 관절염 처방 중 가장 터무니없는 3분의 1만을 써봤는데 좀 좋은 성과가 나왔습니다." "다음 번 보스턴에 오시면 이곳에 유명한 바닷가재로 점심을 한 번 대접하겠습니다.? 이런 식의 인사를 할법한데 그렇지를 않았습니다. 그 대신 하버드 의대에서 실시한 이 임상실험을 위해 원호병원에서 온 수석 연구원이 말하기를 "3개월 후 이 약의 효과가 확실해졌다"고 했습니다. 병이 나았으니 닭 물렁뼈를 약이라고 부르게 되었습니다. 치료효과가 있었으니까요. 그렇죠?

특허번호까지 생각해가며 그 수석연구원은 눈동자를 이리저리 굴리면서 골똘히 환자 수를 생각해보고 "한 캡슐에 300불씩만 받아도 환자 20명만 확보하면 돈이 얼마더라?"하면서 말입니다. 당장 달려가 닭 연골에 특허를 냈습니다. 〈관절염 치료용 하버드 의대 닭 연골〉 이라고 이름을 붙였습니다. 여러분도 1개월 분에 3,500불을 주면 구할 수 있습니다.

이것이 좀 비싸다 싶으면 켄터키 후라이드 치킨 가게에 가서 닭고기 5불 어치 한 바스켓을 사서, 고기는 버리고 닭뼈 양끝을 씹어 먹으면 그것이 바로 똑같은 것입니다. 돈을 좀 더 절약하려면 어두운 밤에 손자를 데리고 켄터키 치킨 가게 뒤 쓰레기통으로 가는 것입니다. 5갤런 짜리 바스켓에다 닭뼈를 가득히 담아와 오븐에 말린 다음 망치로 빻아서 그 가루를 캡슐에 넣어 사용하면 됩니다. 누구에게도 말하지 않으면 괜찮습니다만 혹시라도 "아무개는 닭 물렁뼈가루를 캡슐에 넣어 관절염을 고친다더라."하는 소문이 퍼지면, 특허약품을 허가 없이 제조했다고 미 연방 의약국에서 잡으러 갈 것입니다.

그렇게 하기가 번거롭다면, 아까 잠깐 말씀드렸듯이 아무 식품점에나 가면 낙스 젤라틴(Knox Gelatin)이 있습니다. 닭의 연골과 같은 것입니다. 반 온스마다 연골질 황산염 5g이 들어있습니다.

암에는 상어연골을 쓰지만 관절염에는 낙스 젤라틴이 그만입니다. 저의 비방은 칼슘이 첨가된 미닛메이드(Minute Maid) 오렌지쥬스 5온스입니다. 기억하시길 바랍니다. 보통 오렌지쥬스가 아닌 칼슘이 첨가된 미닛메이드 오렌지쥬스인 것입니다. 칼슘을 덤으로 섭취하는 겁니다. 거기다 낙스젤라틴 반 온스와 식물에서 추출한 액체 미네랄인 콜로이드 미네랄 한 온스에 섞어 하루에 두 번씩 복용하시면, 3개월 후 제가 다시 여기에 올 때 그 관절염 환자들은 이 단상으로 뛰어 올라와 기뻐서 키스를 하며 저를 끌어안을 것입니다.

동분(구리) 결핍으로 인한 동맥류 파열

매년 10만명의 운동선수들이 시합중이나 연습중 또는 그 직후 죽습니다. 차량사고로 죽는 수의 2배가 됩니다. 젊은 운동선수들의 갑작스런 죽음에 대해 약간의 조사를 해봤습니다. 13세에서 30세 사이의 잘 훈련되고 경쟁력있는 운동선수 29명이 연습 중 쓰러져 죽었는데, 그중 35%가 동분결핍으로 인한 동맥류 파열로 죽었습니다. 머리카락이 희어지는 것이 동분결핍증의 맨 처음 오는 증상입니다.

실험용으로 미 식품의약국에서 25만 마리의 칠면조에게 완전

사료인 터어키 펠렛(Turckey Pellet)을 먹여 봤습니다. 처음 13주가 되자 절반인 125,000마리가 죽었습니다. 이 죽은 칠면조를 가져다가 죽은 이유를 알아보기 위해 주립 진단소에서 부검을 해보니 한 마리도 빼놓지 않고 모두 대동맥파열로 죽었습니다. 동맥류도 자동차 타이어가 풍선처럼 부풀어오르는 이치와 같습니다.

길에 난 허방을 차바퀴로 심하게 치고 지나가면 타이어 안쪽이 속으로 터져 내부의 압력으로 풍선처럼 불룩하게 되는데, 그곳이 바로 약한 부분으로 운전도중 열을 받게 되면 결국 터지고 맙니다. 동맥도 마찬가지입니다. 비록 정상압력 하에서라도 탄력성이 약해진 부위의 동맥이 내부 압력으로 풍선처럼 부푸는 것이 동맥류 파열입니다. 한 병리학자가 말하기를 그것은 분명히 동분 결핍 때문인데, 그 이유는 동맥이나 피부나 기타 모든 조직의 탄력성 섬유를 만들어내기 위해서는 동분이 필요하기 때문이라고 했습니다.

그래서, 다음 해에는 50만 마리의 칠면조에게 동분을 2배로 늘린 사료를 먹여 보았습니다. 단지 동분 함량을 2배로 늘려 같은 사료를 먹였는데, 한 마리의 칠면조도 동맥류 파열로 죽지 않았습니다. 그래서 이 실험을 쥐, 토끼, 개, 고양이, 그리고 송아지, 양, 돼지 등에 해보았고, 이 병 이외에도 수많은 병들이 동분 결핍에서 온다는 사실을 알게 되었습니다.

여기에 자극을 받아 사람에 대해서도 동분 결핍증을 연구하기 시작했는데, 동분 결핍의 첫 번째 신호는 머리카락이 희게 된다는 사실을 알게 되었습니다. 눈 가장자리나 몸에 생기는 주름살들이 말린 자두처럼 쭈글쭈글하게 되는 것도 피부의 유연한 조직이 없어져 버리기 때문입니다.

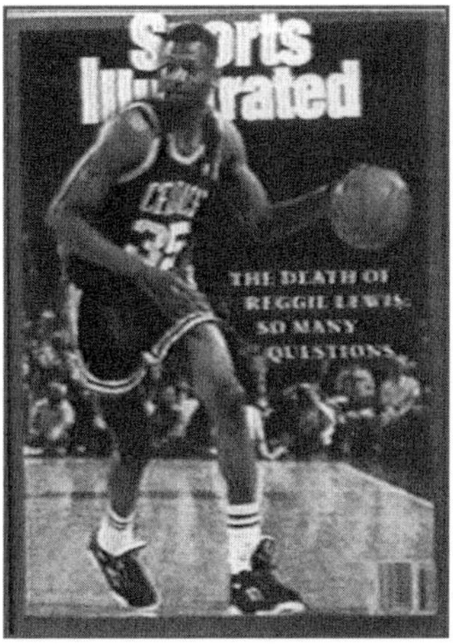

연봉 6500만 달러(800억원대)의
보스턴 셀틱스 구단의 27세 된 주장 '레지 루이스' 선수
플레이 오프 게임이 끝난 후 심장마비로 쓰러짐.
구단에서 1인당 100만 달러를 들여 '환상의 심장병 전문의 팀'을 구성하였으나, 의사들의 무지로 인하여 결국 3개월 후 2차 심장마비로 사망.
10센트 값어치의 셀레늄 공급만으로도 살릴 수 있었다.

셀레늄 결핍으로 인한 심장마비

다음은 1년에 10만 명이나 되는 죽음에 관한 것입니다.

고등학교 1학년 짜리가 농구를 하다가 셀레늄 결핍 때문에 심근증(心筋症)에 의한 심장마비로 죽는 것은 참 애석한 일입니다.

여기 22세 된 대런 멜렛트는 NBA팀과 방금 수백만 불 짜리 계약서에 서명을 했습니다. 6피트 5인치 거구의 22세 된 그 선수는 운동 후 잠깐 휴식을 취하고 내려와서 심근증에 의한 심장마비로 죽었습니다.

여기에 좀 더 유명한 레지 루이스(Reggie Lewis)가 있습니다. 기억하시지요? 보스톤 셀틱스 구단의 27세 된 주장인데, 93년 4월 심근증에 의한 심장마비로 쓰러졌습니다. 진단은 대단히 정확하고 신속하게 났습니다. 그가 6천5백만 불 짜리 재산이기 때문에 보스턴 셀틱스 구단측에서는 투자를 했습니다. 세계에서 가장 유명하다는 12명의 심장병 전문의사를 고용해서 〈환상의 심장병 전문의 팀〉이라고 명명했습니다. 구단에서는 의사 한사람마다 선금으로 100만 불씩을 주고 레지 선수를 살리기 위해 다른 환자는 일체 보지말고 전임으로 근무하도록 했습니다.

간단히 말씀드려 그 의사들 중 한사람도 컴퓨터 조회를 통해 심근증에 의한 심장병에 알려진 단 한가지 원인은 '셀레늄 부족' 때문이라는 사실을 알아보려고 하지도 않았습니다. 알아보았다면 아마 레지 선수에게 10센트 값어치의 셀레늄을 주었을 테지만 그러질 않았습니다.

12명의 의사들이 '약을 주어야 한다', '페이스메이커(Pacemaker)를 달아야 한다', '심장이식수술을 해야한다' 하며 서로 다투고 있는 동안, 3개월 후 레지 선수는 심근증에 의한 2차 심장마비로 죽었습니다.

세계정상의, 소위 〈환상의 심장병 전문의 팀〉이 6천5백만 불 짜리 운동선수에게 단돈 10센트 값어치의 셀레늄을 주지 않았다면 과연 여러분에게는 줄 것 같습니까?

이 선수를 살리려고 1천 2백만 불을 쓴 것입니다. 의대생에게 단돈 20불을 주어 도서관에 가서 심근증의 원인이 되는 것이 무엇인지 알아보라고 하지도 않았습니다. 누가 이 선수의 심장이식수술을 해서 돈도 많이 벌고 유명해지는가 하는 문제로 서로 다투기만 했습니다. 결국 1993년 7월 28일 연봉 6천 5백만 불 짜리 레지 선수는 심근증으로 죽었고, 그 선수를 살리기 위해 12명의 심장병 전문의들에게 1천 2백만 불을 주었습니다.

자신들의 벤츠 승용차 값을 낼 돈이 필요한 의사들에게서 무엇을 기대하겠습니까? 단돈 10센트밖에 안 나가는 셀레늄을 줄 리가 없죠. 심장이식수술을 해서 75만 불을 벌려고 합니다. 8년 동안 의대를 다녔으니 충분히 받을만 하다구요?

만약 그렇다고 믿으시면 그편에 줄을 서십시오. 만약 옳지 않다고 생각하시면 그 대열에 끼지 말고 셀레늄을 복용하십시오!

그러면, 왜 그릇된 일인 줄 알면서도, 그리고 무엇이 진실인 줄 뻔히 알면서도 계속 고쳐나가지 못할까요?

매일 신문에 나는 일인데도 왜 이런 일이 계속되는 것일까요? 여기에는 단 한 글자 '돈' 때문입니다.

사람들이 돈을 버는 것에 대해서 저는 아무런 반감이 있는 것도 아니고 하등 잘못되었다고 생각하지도 않지만, 남을 해치면서 돈을 버는 일은 분명히 잘못되었다고 생각합니다.

1972~1974년 중국의 키샨성에서는 4만 5천명의 중국 어린이를 상대로 조사를 해 보았는데 그곳의 흙에는 셀레늄이 전혀 없었습니다. 매 1,000명 인구 당 13명의 어린이들과 임산부들이 소위 키샨병이라는 심장명으로 죽었는데 당시에는 그 이유를 몰랐습니다. 그 중 9,000명에게는 가짜 약을 주고, 3만 6천명 에게는 셀레늄을 2년동안 주었는데, 약을 안 준 9,000명은 매 천명 당 13명이 심장명으로 죽었고, 셀레늄을 복용한 3만 6천명은 한 명도 키산병이라고 알고있던 심근증에 의한 심장마비로 죽지 않았습니다.

1992년 11월 2일자《워싱턴 포스트》지에 난 **『의사들의 주머니 속 채우기』**라는 제목의 기사를 보면, 그 첫머리에 **'의사에게 가면 당신을 돈 짜내는 암소로 보지말고 한 사람의 환자로 보아주기를 바랄 것'** 이라고 쓰여있습니다.

이달치 의료전문지《New England Journal of Medicine》에 실린 두 개의 보고서에 의하면

"의사들은 당신들의 돈을 다 짜내서 말려 버린다"고 했습니다.

의사들이 자신들의 전문지에 그렇게 썼다는 것이 도저히 믿어지지 않아서 La 호야에 있는 샌디에이고 의대 도서관에 가서 찾아보았습니다. 분명히 거기에 그 기사가 있었는데 기사를 쓴 사람은 두 명의 박사들로 병원의 행정담당 중역들이었습니다. 그들은 이렇게 말합니다.

"자, 보십시오. 의료비의 상승원인은 사무처리비도 아니고 보험료도 아니고 컴퓨터 경비도 아닙니다. 단지 의사들 때문인데, 자신들의 오피스에서 단 50불이면 충분히 해낼 일들을, 환자가 좋은 의료보험이 있는 것을 알면 대뜸 '지금으로서는 무엇이 잘못되었다고 말할 수 없습니다. 좋은 보험을 갖고 계시니 병원에 한 일주일이나 열흘 입원하면서 여러 가지 진찰을 해봐야 되겠습니다.' 고 합니다."

누가 병원의 주인이라고 생각하십니까?

의사들입니다. 의사는 환자를 병원에 입원시켜 병상이 꽉 차야하고, 모든 경비가 거기서 나와야 합니다. 의사의 청구서를 받고 돈을 지불하면 그 돈이 어디로 갑니까? 어디로 간다구요?

의사들의 횡포가 너무 심하기 때문에, 아무에게도 싫은 소리 하지 않고 점잖기로 유명한 《리더스 다이제스트》 잡지마저도 들고 일어났습니다.

1993년 9월호에서 **『당신의 의사를 믿을 수 있습니까? 당신의 돈을 사기치는 최소한 12가지 방법』**이라는 기사를 실었습니다. 한 번 읽어보시길 권하면서 가장 심한 경우를 한 가지 말씀 드리고자 합니다.

진료비, 수술비, 검사비, 병원비 등 수입 이외에도 의사들은 따로 혈액 검사소나 방사선과, 진료소 병원 등으로부터 상납을 받아오고 있습니다. CAT Scan이나 MRI를 하기 위해 환자 한 사람을 보낼 때마다 421불을 상납받습니다.

의사들은 말하기를 "나도 내 자신을 방어해야 하기 때문에 검사를 의뢰합니다. 내가 뭐 하나 빠트리면 당장 소송이 수도 없이 들어 올테니 나도 내 자신을 보호해야 하기 때문"이라고 말합니다.

의사와 서로 알고 지내는 처지로, 그런 검사 목적이 단지 의사를 보호하기 위함뿐이라면, 환자의 90% 이상이 "그만둡시다, 진짜 불필요하다면 돈이나 절약합시다."고 말할 것입니다.

사실, 의사들은 자기를 보호하기 위한 목적만이 아니고, 그보다는 매번 MRI나 CAT Scan에 환자를 보낼 때마다 421불을 상납받기 때문입니다.

제가 포틀랜드에서 12년간 의사 개업을 하고 있을 때, 환자가 전에 없었던 심한 두통으로 찾아오면 그 환자의 비강을 탁탁 때려 봅니다. 풀썩 주저앉으면 바로 비강의 염증 때문에 오는 두통임을 알 수 있습니다. 환자가 "왜 그렇게 하느냐?"고 물으면 "진찰하는 겁니다. 아주 값싸게 하는 진찰이지요." 하고 대답해 줍니다. 탁탁 쳐봐서 만약에 코피가 나온다면 혹시 암에 걸리지 않았나 알아보려고 35불 짜리 X-Ray를 찍어봅니다. 421불

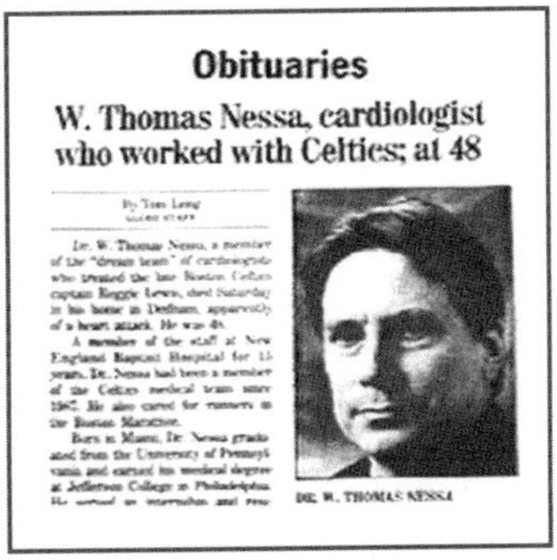

Obituaries

W. Thomas Nessa, cardiologist who worked with Celtics; at 48

DR. W. THOMAS NESSA

Dr. W. Thomas Nessa, a member of the "dream team" of cardiologists who treated the late Boston Celtics captain Reggie Lewis, died Saturday in his home in Dedham, apparently of a heart attack. He was 48.
A member of the staff at New England Baptist Hospital for 15 years, Dr. Nessa had been a member of the Celtics medical team since 1987. He also cared for runners in the…

'레지 루이스' 선수의 치료를 담당했던
'환상의 심장병 전문의 팀' 의 팀장격인 48세의
'토마스 네사' 박사의 사망기사
* 하버드 의대 심장학부 교수
* 보스톤 마라톤 3번 완주
'레지' 선수를 부검한 지 1년 6개월 뒤
'레지' 선수와 똑같이 심장마비로 숨짐

이 아닌 35불 짜리 테스트를 합니다. 제가 421불을 상납받으려고 한다면 형편없는 도둑입니다.

하여간 의사 한 사람이 일년에 평균 228,660불을 CAT Scan

으로 해서 상납을 받습니다. 백만 불의 1/4이란 말입니다. 도대체 이게 말이나 됩니까? 정치인, 변호사, 사업가, 증권거래인 등 누구도 이런 짓을 한다면 모두 징역 갈 일이지만, 유독 의사들만은 문제가 없는데 이것은 보험회사가 돈을 지불하기 때문입니다. 이런 일이 우리에게 아무런 관심이 없는 이유는 의료보험이 있어서 치료비가 공짜이기 때문입니다.

여러분이 아시다시피 저의 취미는 의사들의 신문 사망기사 수집입니다. 그래서, 의사들의 사망기사로 요점을 설명하기 때문에 강연 테이프 이름을 "죽은 의사는 거짓말을 하지 않는다." 라고 지었습니다.

레지 선수가 죽고 1년 반이 지난 후, 보스톤 셀틱스 구단 소속의 소위 〈환상의 심장병 전문의 팀〉 한 사람이며, 하버드 의대 심장의학부 부회장이며, 보스톤 마라톤을 3번이나 완주한 경력이 있는 단단한 체력의 달리기 선수이기도 한 닥터 W. 토마스 네사 박사는 48세에 심근증에 의한 심장마비로 쓰러져 죽었습니다. 이 사람은 정말 구제 불능한 바보입니다.

기억하시죠? 이 닥터 W. 토마스 네사 박사는 〈환상의 심장병 전문의 팀〉의 한 사람으로 레지 선수를 치료한 의사인데, 자기 집에서 그 선수와 똑같은 병으로 죽었습니다. 그는 6천 5백만 불짜리 사체를 부검하고도 거기서 아무것도 배우지 못했습니다.

뇌암의 원인은 갈륨 결핍

미국에서 지난 4년간 뇌암이 400%나 증가했습니다. 사람들은 셀룰러폰 즉 핸드폰이 원인일거라고 합니다. 그래서 조사를 시작했습니다. 알아본 결과 뇌암환자 97%가 핸드폰을 쓰기는커녕 같은 방에 두고 있지도 않았습니다.

갈륨(Ga)이라는 트레이스 미네랄이 있는데, 실험동물에게 충분한 양의 갈륨을 준 후, 뇌암을 일으키는 것으로 알려진 화학물질을 주었으나 뇌암에 걸리지 않았습니다. 갈륨 결핍사료를 준 후 같은 화학물질을 주었더니 모두 뇌암에 걸렸습니다. 지난 2년간 뇌암에 걸려 사망한 몇 명의 운동선수들을 한 번 살펴보겠습니다.

라일 알자도를 기억하실 겁니다. 덴버 브롱코스의 미들라인배커로 있다가, 오클랜드 레이더스로 전적한 300파운드의 거구인 그는 30세에 뇌암으로 죽었습니다.

프레드 라보를 아실 겁니다. 뉴욕 마라톤의 창시자인 그는 20년 이상을 뛰었고, 몸의 지방이 4%도 안 되는 단단한 몸인데 56세에 뇌암으로 죽었습니다.

윌마 루돌프는 올림픽에서 여자 선수로는 처음으로 금메달 세 개를 딴 트랙선수인데 54세에 뇌암으로 죽었습니다.

정력적으로 공연하는 연예인들은 어떻습니까? 공연 중 실신

한 마이클 잭슨을 기억하실 겁니다. 거의 죽을 뻔해서 중환자실에 일주일이나 입원해 있었습니다. 혈액검사 결과가 엉망이었습니다.

보조영양제 섭취 없이 운동을 하는 것은 자살 행위입니다.

이유는 땀을 흘릴 때 60가지의 필수 미네랄을 모두 함께 내보냅니다. 대부분의 사람들이 80년 걸릴 것을 운동선수들은 30년 이상을 땀을 흘립니다. 단지 갈륨만 내보내는 것이 아니고 모든 셀레늄도 땀과 함께 내보내는데, 이들을 보조 영양제로 보충하지 않으면 심근증에 의한 심장마비에 걸릴 위험이 큽니다.

동분을 모두 땀으로 내보내고 보충하지 않으면 동맥류에 걸릴 위험이 높습니다. 크로뮴과 바나듐을 모두 땀으로 내보내고 보충하지 않으면 당뇨병에 걸릴 위험이 높습니다. 갈륨을 모두 땀으로 내보내고 보충하지 않으면 뇌암에 걸릴 위험이 높습니다. 이제 이해하시겠습니까?

보조영양제를 섭취하지 않고 운동을 하면 죽습니다.

그래서 60년 전인 1936년에 이 사실을 알았기 때문에 우리는 비타민과 미네랄 그리고 트레이스 미네랄을 가축사료에 넣기 시작했습니다. 그러나 공교롭게도 사람에게는 소위 기적의 약이 나왔습니다. 1936년에는 썰파제가 나왔고, 1938년에는 페니실린이 나왔고, 1942년에는 프로토존과 코르티존이 나왔습니다.

알츠하이머 병의 원인은 비타민E 결핍

몇 분이나 알츠하이머병에 관해서 들어본 적이 있습니까? … 요즘은 이 병에 관해서 알고 있지만 50년 전 제가 어렸을 적에는 이 병이 없었습니다. 이 병은 어쩌다가 생겨난 새로운 질병입니다. 그런데 이제는 중대질환이 되었습니다. 퍽 우려되는 것은 70세가 되면 두 사람 중 한 사람은 이 병에 걸리게 됩니다. 50년 전에 이미 축산업계에서는 이 병을 조기에 예방 치료하는 방법을 알고 있었습니다.

우스갯소리로, 기르는 돼지들이 모두 드러누워

"내가 여기에 왜 와있지? 먹이통이 어디 있더라!"

하며 머리를 긁적거린다고 한번 생각해보십시오.

하루에 한두 파운드씩 돼지 무게가 늘지 않으면 손해를 보게 마련입니다. 그래서, 가축의 알츠하이머병 초기의 예방 치료하는 방법을 터득하게 된 것입니다.

치료법은 비타민E를 많이 주고, 식물성 기름을 적게 주는 것입니다. 비타민E의 다량섭취입니다. 아마 여러분은 1992년 7월에 의사로부터 리콜통지를 받았을 겁니다. 유명한 의료전문기관인 샌디에이고 캘리포니아 대학에서 발표하기를 "알츠하이머병 환자에게는 비타민E가 기억력 상실을 경감시켜 준다"고 했습니다. 이 발표는 수의학이 50년을 앞섰기 때문에 수의사에게 가는 편이 훨씬 안전할 것 같습니다.

신장결석의 원인은 칼슘결핍

다음으로 몇 분이나 신장결석에 걸려 보셨습니까? 의사가 제일 먼저 하는 말이 칼슘섭취를 금하라고 합니다. 우유제품을 먹지 말라고 하죠. 비타민이나 미네랄이나 어느 것이건 칼슘이 들어있는 것은 안 된다는 것입니다. 그런데 이것이 무척이나 미련하고 무식한 생각입니다. 매우 격렬한 표현입니다만 먹는

미네랄 결핍 증상

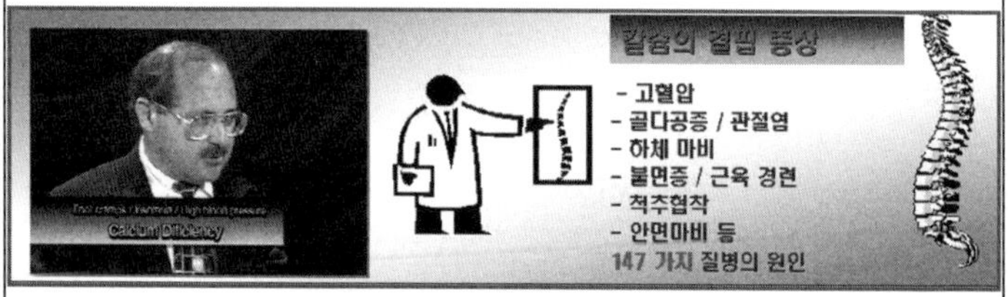

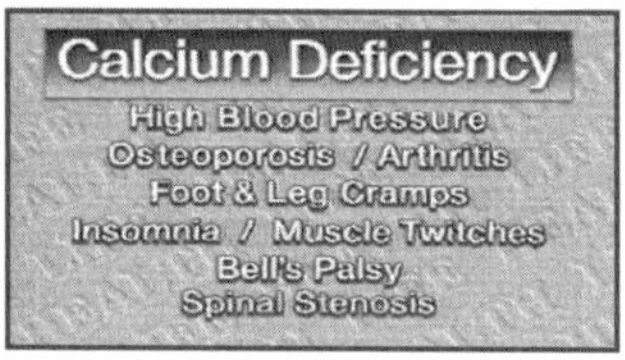

미네랄 결핍을 조기에 발견할 수 있는 방법

- 크롬 · 바나듐 결핍 → 저혈당
- 구리 결핍 → 머리카락이 희어짐
- 셀레늄 결핍 → 손과 등의 검은 반점

음식으로 섭취되는 칼슘이 신장결석을 일으킨다는 것은 정말 미련하고 무식한 생각입니다. 사실상 신장결석은 우리 몸에 심한 칼슘 부족이 올 때, 우리 자신 몸 속의 뼈에서 칼슘을 빼앗기 때문에 생기는 병입니다. 심한 골다공증이 온 후로 신장 결석에 걸리게 됩니다.

이미 천년 전 축산 기록에 의하면, "가축의 신장결석을 예방하려면 더 많은 칼슘, 더 많은 마그네슘, 더 많은 붕소를 주라!"고 되어 있습니다. 숫소, 수양들은 특수 체질을 가졌습니다. 이 동물들은 신장결석을 일으키면 복수(腹水)가 차서 죽습니다. 우리가 이 병에 걸리면 차라리 죽고싶을 만큼 고통스럽습니다. 사료값을 들여 기른 가축이 내다 팔거나 잡아먹기도 전에 죽는 것을 보고만 있을 어리석은 농부는 없습니다. 그래서 이 병의 예방법을 터득하게 된 것입니다.

신장결석 경험이 있는 분들에게는 담당했던 비뇨기과 의사가 리콜통지를 해 드렸어야 합니다.

1993년 3월, 보스턴에 있는 하버드 의대에서는 「칼슘이 신장결석 위험률을 감소시킨다」는 연구보고서를 발표했습니다. 전통적 의학지식으로 볼 때 세상이 발칵 뒤집힐 일로 「칼슘을 많이 섭취하는 사람은 신장결석 위험이 적다」는 연구결과가 나왔습니다. 4만 5천명 이상을 다섯 그룹으로 나누어 연구를 했는데, 제일 많은 칼슘을 섭취한 그룹에서는 신장결석이 전혀 없었습니다. 수의학을 따라잡기까지 천년이 걸린 셈입니다.

제가 처음 이 개혁운동을 시작했을 때, 미국 전역을 돌며 강연을 했는데 이러다가는 정신이 돌아버리지 않나 하는 걱정이 들 정도였습니다. 작년만 해도 일년 365일 중 300일을 길에서 보냈습니다.

그래서 생각한 것이 정신이 돌아버리지 않으려면 호텔 방에서도 집에서처럼 편안하게 시간을 보내야 되겠다는 생각을 했습니다. 그러려면 남을 도울 수 있는 무슨 취미를 가져야되겠다고 생각했습니다. 축구를 좋아하므로 야구 카드 수집은 하고 싶지 않고, 신문 글자 맞추기는 정신건강에는 좋을지 모르나 남을 돕는 일은 아니고, 채소 가꾸기는 좋아하나 퇴비더미를 호텔에 갖고 다닐 수도 없고해서 생각해낸 것이 의사나 변호사의 신문 사망기사를 수집키로 마음먹었습니다.

장수하려면 의사가 되지 말라!

현재 미국인의 평균수명이 75.5세인데 비해 미국 의사의 수명은 58세입니다. 통계상 한 20년을 더 살려면 의과대학을 가지 말아야 할 것 같습니다.

그런데도 의사들은 근엄한 표정으로 소금과 카페인을 끊고 버터대신 마가린을 먹어야 한다고 합니다. 이렇게 허튼 소리를 한 의사들은 평균 58세에 죽습니다.

뒤에 말씀드리겠지만 120세에서 140세를 사는 사람들은 매일 차에다 덩어리 소금을 넣어 하루에도 40여 잔을 마십니다. 암염(巖鹽) 40 덩어리에 올리브기름 대신 버터로 음식을 만들어 먹지만 120세를 삽니다. 그러면 누구를 믿겠습니까?

58세를 사는 사람을 믿을지, 120세를 사는 사람을 믿을지는 여러분의 판단에 맡기겠습니다.

여기 몇 가지 재미있는 예를 들겠습니다.

스튜어트 카트라이트(Cartwright)라는 38세 된 의사가 집에서 갑자기 쓰러져 죽었습니다. 이 가정의(家庭醫)의 사망원인은 동맥류 파열이었습니다. 그는 집안에서 동맥류 파열로 도끼에 한방 맞은 것처럼 쓰러져 죽었습니다.

그 의사의 죽음은 1957년의 일로 알고 있는데 칠면조도 죽지 않는 병으로 죽은 것입니다. 1957년이라는 말은 그 해에 동맥류(動脈瘤:동맥관의 한 부분이 이상을 일으켜 일어나는 병)는 동분 결핍에서 온다는 사실을 알게 되었기 때문입니다.

Dr. Cartwright는 의과대학 학위는 갖고 있었겠지만, 비싼 소변은 보지 않았기 때문에 칠면조도 죽지 않는 병으로 죽었습니다.

다음으로 정맥류(靜脈瘤)인데, 이것 역시 유연한 조직이 파괴되기 때문에 생기는 병입니다. 팔 밑이나 가슴, 배, 다리 등의 살이 축 늘어지는 것은 성형외과에 가서 성형수술을 할 수는 있으나, 동분을 섭취하는 것이 훨씬 값싸고 효과적이고 안전합니다.

여기 다른 예를 하나 들겠습니다.

이 사람은 의사들의 의사로서 하버드 의대를 졸업하고 예일 대에서 의학박사 학위를 받은 닥터 마틴 카터(Martin Carter)인데 57세에 죽었습니다. 그는 그토록 유명한 의사들의 의사였기 때문에 물론 제일 유명하다는 의사가 사체부검을 했습니다. 록펠러(Rockefeller) 대학병원의 닥터 쥬을스 허쉬가 부검결과를 발표했는데 사망원인은 대동맥류 파열이었습니다.

왜 죽었느냐구요? … 동분 결핍 때문이었습니다. 그 사람 역시 비싼 소변을 보지 않았기 때문입니다.

여기 44세 된 Ellen Joyce Arthur라는 Detroit의 유명한 여자 변호사가 한 사람 있습니다. 뉴욕 타임스의 사망기사난에 났는데, Private Health Club에 가입할 정도로 성공한 변호사였습니다. 그는 대뇌동맥류 파열로 죽었고, 역시 비싼 소변을 보지 않았습니다. 보통 사체부검을 하지 않았다면 뇌졸중이나 경막하 출혈이 사망원인이라고 해버리겠지만, 대부분 동분 결핍으로 인한 동맥류파열이 원인입니다. 역시 비싼 소변을 보지 않았기 때문입니다.

심근증과 파이카 병의 원인은 셀레늄 결핍

스튜어트 버거(Stuart Berger)라는 이름을 들어보셨을 겁니다. 이 사람은 건강과 식품영양소에 관한 베스트셀러 다섯 권

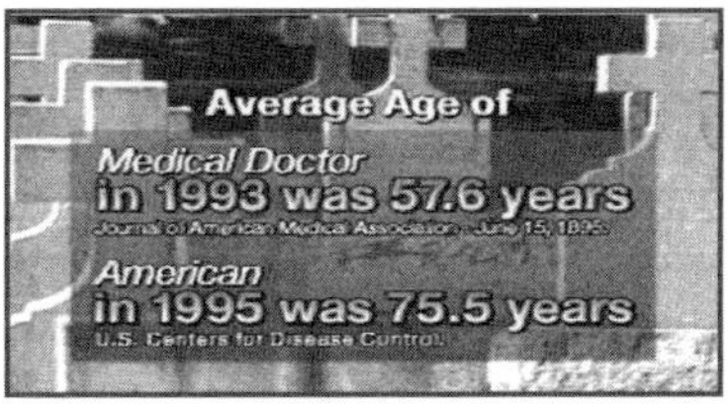

평균수명의 비교

의사 - 57.6세(1993년)

일반 미국인 - 75.5세(1995년)

의 책을 썼습니다. 하버드 의대에서 그리 멀지 않은 보스턴 소재의 아주 유명한 텁스(Tufts) 의대에서 학위를 받았습니다.

그가 쓴 저서 중에는 《체중감소를 위한 싸우스 햄튼 식이요법》, 《영원한 청춘》, 《20주 안에 20년 젊어지기》, 《자가 영양사》 등이 있는데, 그는 40세에 죽었습니다. 이 사람의 식이요법을 누가 따르겠습니까? 이 의사는 심근증으로 40세에 죽었습니다.

심근증은 셀레늄 결핍에서 오는 병인데, 백근육병 혹은 오금이 경직되는 병도 같은 원인으로 옵니다. 사료가게에 가면 셀레늄 정이나 셀레늄 주사, 혹은 셀레팩, 대이지 등 얼마든지 구할 수 있습니다.

영양소에 관한 베스트셀러 다섯 권의 저자인 닥터 스튜어트 버거는 결국 영양부족으로 죽었습니다. 그는 비싼 소변을 보지 않았습니다.

이제 여러분은 하루에 단돈 10센트로 심근증을 완전히 예방

할 수 있는데, 이걸 하지 않는다면 바보 중에 정말 구제 불능한 바보입니다. 하루에 10센트 값어치의 셀레늄을 먹지 않는 것은 지독한 바보이며, 생명을 헛되이 버리는 일입니다. 이런 것이 지뢰를 피하듯 피해야 할 무모한 죽음입니다.

심근증 치료방법 중의 한 가지는 75만 불이 드는 심장 이식수술입니다. 한 번 생각해보시기 바랍니다. 의사들은 기증된 심장을 공짜로 얻습니다. 친척들로부터 수술에 필요한 혈액도 공짜로 얻습니다. 2불 50센트 값어치의 봉합 실이 들어갈 뿐인데 75만불을 청구합니다.

로스앤젤레스에서 지진이 났을 때, 겁에 질린 이재민들을 상대로 물 한 갤런에 4불 50센트를 받고 팔아 폭리를 취했다 해서 60일에서 90일간 징역을 살린 일이 있습니다. 징역을 살린 이유가, 물을 한 갤런에 4불을 받아 폭리를 취했다는 겁니다. 제가 보기에는 기업정신으로 사업에 뛰어든 겁니다. 정수시설이 있다면 식수를 만들어 차에 싣고 가 필요한 사람들에게 4불을 받고 팔았을 뿐입니다. 확실히 말하자면 7-Eleven 가게에 가서 한 쿼트에 1불 29전 하는 에비앙 천연수 네 개 즉, 한 갤런을 사면 5불이 아닙니까? 그런데 흥미있는 것은 겁에 질린 사람들을 상대로 폭리를 취했다는 것입니다.

이식할 심장이 필요한 사람들 얘기로 돌아갑시다. 그들은 겁에 질려있습니다. 75만불을 받는 그 의사들은 마땅히 감옥에 가야 합니다. 그러나 첨단 의술이기 때문에 우리는 의사들에게 머리를 조아립니다. 2억 7천만명의 미국 인구 중 일년에 단 50

명만을 구합니다. 이 비용이 효율적입니까? 아닙니다. 하여튼 닥터 스튜어트 버거는 비싼 소변을 보지 않았습니다.

마지막으로 많은 분들이 알고 계실 Dr. Gail Clark에 관해 말씀드리겠습니다. 이분은 여의사로 47세 때 West St. Louis County의 St. Mary 병원, Richmond Height에 있는 St. Mary 보건원 등 병원그룹의 심장병 책임자였습니다. 이 의사가 47세 때 무슨 병으로 죽은지 아십니까?

심장마비였습니다. 심근증에 의한 심장마비로 죽었습니다.

목에 청진기를 걸고 병원복도를 걸어가는 의사. 청진기를 목에 걸고 다니는 것은 실로 신분을 상징합니다. 제가 학교에 다닐 적에는 접어서 가운 주머니에 넣고 다녔지요. 목에 청진기를 걸고 병원 복도를 걸어가다가 갑자기 꽝 하는 소리와 함께 그 심장병 책임자가 복도 한가운데서 심장마비로 죽었습니다. 역시 비싼 소변을 보지 않았기 때문입니다.

물론 간호사들이 부축하며 조수와 다른 의사들을 급히 부릅니다. Code 3 Code 3 Code Blue 등을 외칩니다. 방으로 급히 데려다가 "옷을 찢어 벗기세요, 뒤로 물러나세요, 안되겠습니다, 더 출력을 올리세요, 뒤로 물러나요!" 하며 법석을 떨었으나 치료 효과가 없다는 "삐이 ──────────────"하는 심장 멎는 소리가 기계에서 나고 맙니다. 사람들은 방에서 모두 나가고 환자들이 몰려와서 "간호사, 간호사, 저 방에서 무슨 일이 일어났지요?" 하고 묻습니다. "아시다시피 이 병원의 심장병 책임자인 47세 된 Dr. Gail Clark이 방금 심장마비로 죽었습니다."

라고 대답하면 거기 있는 환자들은 모두 환자복을 입은 채 Dr. Gail Clark처럼 죽지 않으려고 시계니, 수표니, 신용카드니 하는 것들을 내버려두고 도망치기 바쁩니다.

파이카(Pica)라는 병에 대해 아까 얘기하려 했던 일을 기억하실 겁니다. 파이카라는 병은 참 재미있는 병입니다. 타이프나 컴퓨터에서 쓰는 글씨체 파이카를 얘기하고 있는 것이 아닙니다. 이 병은 농부들이 잘 알고 있습니다. 말(馬)이 나무로 만든 먹이통을 마구 물어뜯는 병입니다. 이럴 경우 농부들은 말에게 미네랄을 먹이지 않으면 먹이통을 다 뜯어먹어 버린다는 사실을 압니다.

소에 있어서도 특히 암소들은 우유를 짜내기 때문에 항상 미네랄을 많이 잃게 됩니다. 개울가에서 큰 돌덩어리를 건져 씹거나, 철망을 물어뜯거나, 사슴 뼈 등을 질겅질겅 씹으며 어슬렁거리는 것을 본 적이 있을 겁니다. 이 병이 파이카라는 병인데 이때 경험 있는 농부들은 미네랄을 먹이지 않으면 축사를 다 뜯어 먹어버린다는 사실을 압니다.

사람들 특히 임신부들에게 이러한 우스운 일들이 파이카병으로 인해서 가끔 일어납니다.

한밤중에 남편에게 "여보? 나, 피클과 아이스크림이 먹고 싶은데 좀 일어나 주세요."하며 사정을 합니다. 이런 임신부는 태아에게 미네랄을 빼앗기므로 더 많은 미네랄을 필요로 하게 되어 설탕이나 소금 등을 먹고 싶어합니다.

제가 개업을 하고 있을 때, 가끔 임신부들이 찾아와서 "선생님, 저는 아무래도 정신과 의사에게 가봐야 될 것 같아요."합니다. 그게 무슨 소리냐고 물으면, 한밤중에 일어나 숟가락을 밖에 가지고 나가 흙을 퍼서 먹는다고 합니다. "깨끗한 흙이라면 괜찮다."고 대답해 줍니다.

그 부인은 또 자기 아이가 고양이 오물받이 상자를 끼고 앉아 그 안에 있는 흙을 먹는다고 합니다. 건축 공사장 근처에서 아이들이 벽에서 긁어낸 납 성분이 든 페인트를 먹기도 하는데, 납중독에 걸리면 학습장애를 일으키거나 빈혈이 되거나 뼈에 문제가 생기는 등 여러 가지 병에 걸리게 됩니다. 그래서 납 성분이 든 페인트를 긁어내고 수성페인트 칠을 하게 되었는데, 하루에 단돈 5센트만 들여 미네랄을 먹였다면 위험한 흙을 안 먹었을 것이므로, 어린이들 건강에도 좋고 돈도 들지 않았을 것입니다.

여러분이 셀레늄이 부족한가를 알아보려고 심근증에 걸려 심장마비로 쓰러지기까지 기다릴 필요는 없습니다. 왜냐하면 여러분의 손이나 얼굴에 간반(肝斑)이라는 검버섯 점들이 생기는데, 이곳에도 여러분 계십니다만 이것은 초기 셀레늄결핍 증상으로 유리기 손상이라고 부릅니다. 지금부터 콜로이드 셀레늄을 4~6개월만 복용하시면 그 검버섯 점들이 없어질 것입니다. 이 기간에 신체 외부뿐만 아니고 내부 즉, 뇌 · 심장 · 간장 그리고 신장에 있는 간반들도 다 없어질 것입니다.

저혈당 및 당뇨병의 원인은 크로뮴과 바나듐 결핍

다음으로 여러분 중 몇 분이나 저혈당으로 고생하십니까? 한 10%정도 되는군요.

몇 분이나 설탕을 먹으면 장난을 심하게 하는 아이들을 보셨습니까? 예, 여러분 거의 다 아시는군요. 술을 마셨을 때처럼 설탕도 그와 같아서 좋은 것이 있고, 나쁜 것이 있습니다. 술버릇이 좋은 사람은 한두 잔 하고는 방 한구석으로 가서는 잡니다. 그렇죠?

저혈당인 경우의 사람도 마찬가지입니다. 한끼를 잘 먹거나 파이 한쪽을 먹고, 한 세시간 후 털썩 자리에 누워 잠을 자면 그만입니다. 그러나 술버릇이 나쁜 사람은 한두 잔 마시면 주사(酒邪)가 심해 누구하고도 싸우려들고, 벽을 쳐부수거나, 아내나 개를 발로 차고, 기계톱으로 옆집 나무를 잘라 버리거나, 난폭 운전으로 사람을 죽이기도 합니다. 이처럼 혈당문제에도 악성이 있습니다. 약간 정신에 이상이 생기는 겁니다.

여러분 '투윙키 과자 법정변론사건' 아시죠?

어떤 사람이 두 사람을 죽이고는, 이 살인사건이 있기 3시간 전에 자기가 투윙키 과자를 먹었었다고 주장을 하고, 설탕을 먹기만 하면 일시적 정신이상이 된다고 해서 무죄로 석방된 일이 있습니다.

크로뮴(Cr;24번)과 바나듐(V;23번)의 부족은 혈당문제의 원인이 됩니다. 저혈당을 한동안 방치해두면 당뇨병을 일으킵니다.

크로뮴과 바나듐의 부족 즉, 주석결핍의 초기 증상은 남성형 대머리로 나타납니다. 여기에도 주석결핍증 환자가 여러분 계십니다만 오래 방치하면 귀머거리가 됩니다.

가끔 어린이들을 위한 그림대회를 보게 되는데 보통아이들은 엷은 파스텔 색을 잘 조화시켜 부드러운 그림을 그리는데, 어떤 아이들은 진한 갈색, 검정색, 붉은색으로 이리저리 어지럽게 마구 갈겨 그리는 경우가 있습니다. 장난이 심해 마구 뛰고 하는데 이런 아이들이 커서 많은 경우 주의력이 산만하고 머리는 좋은데 공부를 못하는 문제아가 되는 경우가 많습니다. 즉, 정서발달이 안되어 안정감이 없고 쉽게 화내고 싸움하기를 좋아하는 아이들이 되기 쉽습니다. 이런 아이들은 실제로 크로뮴, 바나듐, 리튬 등의 미네랄이 심히 부족하고, 따라서 콜라나 사탕 등 당분과 카페인을 많이 섭취하게 됩니다. 이런 아이들은 안절부절 잠시도 주의를 집중하지 못하는 불안한 아이가 됩니다. 어릴 때는 그런대로 장난이 심하다 싶지만, 커갈수록 싸움질의 도가 지나쳐 문제아로 되기 쉽습니다. 당분을 섭취하면 혈당이 높아지기 때문에 배고픔을 모르게 되고, 따라서 영양가 있는 음식을 섭취하지 못하니 점점 영양부족이 됩니다.

붕소의 놀라운 역할

다음으로 붕소 결핍증인데, 이 붕소(B;5번)란 여자분들은 아시겠지만 칼슘 흡수를 도와주어 골다공증을 예방해줄 뿐만 아니라, 여성 발정호르몬의 일종인 에스트로겐(Estrogen:난포호르몬)의 생성을 도와줍니다. 남성들에게는 남성호르몬 테스토스테론의 생성을 도와줍니다.

붕소를 충분히 섭취하지 않을 경우 여성들은 폐경기를 고통스럽게 지내게 되며, 남성들은 테스토스테론을 만들어 낼 수 없으므로 남성구실을 못하게 되어 우스갯말로 춤을 추러 갔어도 리더를 해야할지 여자에게 리더를 당해야 할지 혼란이 올 겁니다.

아연 결핍증

다음으로 아연 결핍증의 초기증상은 냄새와 맛을 잃기 시작합니다. 감기가 든 것도 아닌데 음식이 전처럼 맛이 있지 않다고 합니다. 부인은 저녁 준비하느라 하루종일 부엌에서 보냈는데, 무엇을 요리했는지 궁금하지 않느냐고 물으면 집안에 들어서도 아무 냄새가 안 난다고 대답하게 됩니다. 그게 바로 아연 부족 때문입니다.

수명을 연장시키는 희토류

실험용 동물에게 트레이스 미네랄보다도 적은 양이 필요한 희토 산화물 또는 희토류라고도 하는 '레어 어스(Rare Earth)' 일곱 가지를 주었더니 이 동물들의 수명이 실제로 두 배나 늘어났습니다.

이것은 아직 사람에게 증명된 것은 아니지만, 저는 의사들이 500년이나 지나야 승인할 때까지 기다리지 않겠습니다. 아직도 의사들은 뻔히 다 아는 비타민 C나 칼슘에 관해서도 서로 논쟁을 벌이고 있지 않습니까?

실험용 동물이 한 마리라도 죽기는커녕 생명이 두 배나 늘어났고, 더구나 그것은 규제 대상의 의약품도 아닙니다.

이 희토류는 란탄, 프라세오디뮴, 네오디뮴, 사마륨, 뉴로퓸, 노빌륨 그리고 튤리움(Thulium)이라고 합니다. 이 이름들이 구약성경에서 나오는 옛 도시 이름에서 따온 것들인데 무슨 이유가 있을 것입니다.

기억하시다시피 우리에게는 90가지의 영양소가 필요한데, 그 중에 60가지의 미네랄과 16가지의 비타민과 12가지의 필수아미노산과 3가지의 필수지방산이 필요합니다. 다행히 일단의 식물군이 대부분의 비타민과 아미노산, 지방산을 만들어 냅니다. 식물은 공기중의 탄소를 흡수해서 탄소연쇄와 비타민, 아미노산 그리고 지방산을 만들기 때문입니다.

그러나 이런 영양소를 올바로 섭취하려면 하루에 15가지의 다른 식물들을 적절한 비율로 섞어 먹어야 하는데 이론적으로 가능할지 모르나 대부분의 미국 사람들은 그렇게 하지를 않습니다. 보통 미국인들은 베티 크로커(Betty Crocker) 박스에 든 감자 싹이나 좀 먹으면 채소를 다 먹는 줄 압니다.

여러분도 채소가 무엇인지에 대해 주의깊게 생각해 봐야 합니다. 사람들은 의사가 시키는 대로 저지방 칠면조 고기 가슴 부분을 먹는데, 거기에다 반 병이나 되는 마요네즈를 듬뿍 발라서 영양분이 거의 없는 원더브레드(Wonder Bread) 빵 두 쪽에 넣어 먹습니다.

50년 전 제가 어렸을 때는 원더브레드 빵이 있어서 참 즐거웠습니다. 당시에는 TV도 없고, 빙빙 돌아가는 세탁물 건조기도 없는 때라, 겨울이라 별로 할건 없고 해서 부엌에 앉아 있다가 원더브레드 빵에 대한 궁금증이 생겼습니다. 이 빵의 겉에는 빨강, 파랑, 녹색 그리고 노랑 풍선이 그려져 있었고, 라벨에는 '체력을 돕는 12가지 방법' 이라고 써 있었습니다. 약 15년 뒤에는 미 식품의약국에서 '체력을 돕는 8가지 방법' 이라고 고치라고 했습니다. 요즘 가게 가서 원더브레드 포장을 보면은 단지 '원더브레드' 라고만 적혀 있습니다. 이게 무엇을 뜻하는지 아시지요?

이론적으로는 가능할지 모르지만 음식에서 적절한 비율로 비타민, 아미노산, 지방산을 섭취한다는 것은 기대하기 어렵습니다.

우리 자신들과 가족들의 생명이 귀중하다면 필요한 모든 비타민과 아미노산 그리고 지방산을 섭취해야 합니다. 그렇지 않고서는 절대로 120세 혹은 140세를 살 수 없습니다.

필수 영양소의 종류와 각종 미네랄의 결핍 원인

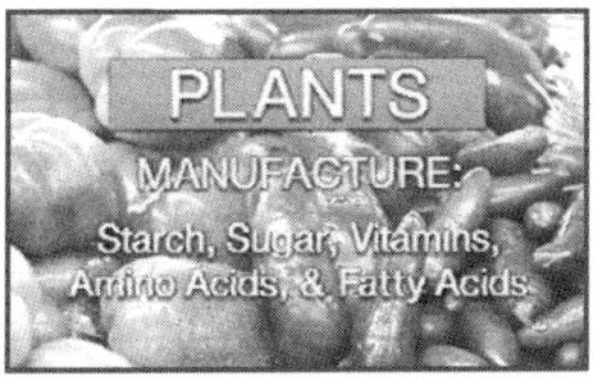

식물은 전분 · 당 · 아미노산과 필수 지방산은 광합성을 통하여 생산할 수 있지만, 미네랄은 생산할 수 없고, 유일하게 토양으로부터 흡수한다.

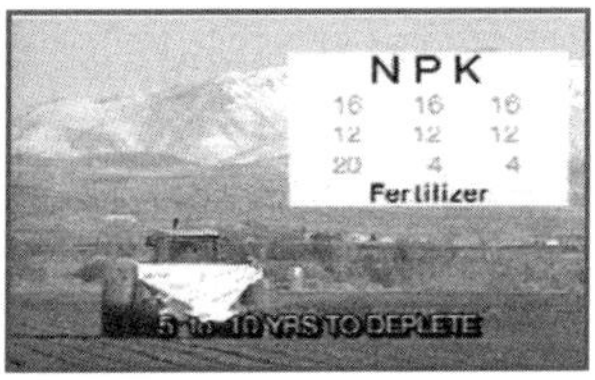

식물의 생산량을 늘리기 위하여 NPK [질소, 인산, 칼륨]만 공급하는 5년 이상 연작하는 경작지의 토양에는 더 이상 유용한 미네랄이 없다.

– 1977년 1월 4일 '미국인의 식생활지침' 맥거번 위원장 …

"미국인의 치명적인 10대 질병 가운데 6가지는 그 원인이 우리들의 식생활과 연관되어 있습니다. 암, 당뇨, 심근경색 등등의 성인병은 물론 정신병까지도 잘못된 식생활에 기인하는 식원병입니다."

"우리 신체의 웰빙은 칼로리나 비타민 또는 우리 몸이 소비하는 녹말, 단백질, 탄수화물의 적절한 비율보다 신체 기관들로 흡수되는 미네랄에 더 직접적으로 좌우된다…"

미 국회 상원문서 264호

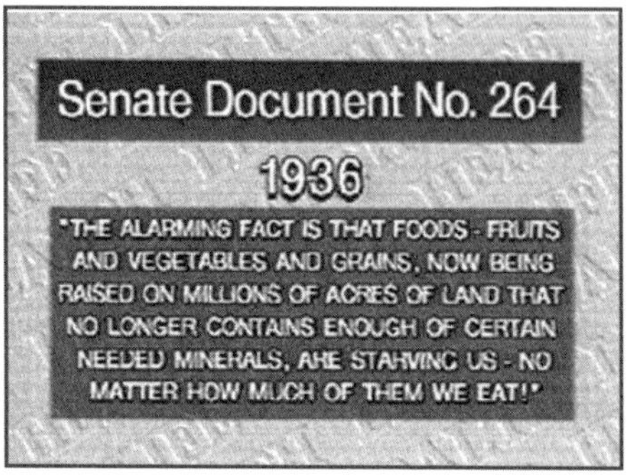

미네랄에 관해서라면 얘기가 달라집니다. 퍽 참담한 얘기를 해야 되겠습니다. 식물은 자체적으로 미네랄을 생산해내지 못하기 때문에 토양에 더 이상 미네랄이 없으면 식물에도 미네랄은 없게 됩니다.

이 강연이 끝나고 돌아가실 때 미 국회의 상원문서번호 264호를 한 부씩 가져가시기 바랍니다.

이 상원문서 264호는 제74차 국회 제2회기 때 나온 것인데, 우리의 농토와 강우, 토양은 미네랄이 고갈되어 거기서 나는 곡식이나 과일 채소 및 나무 열매 등에는 미네랄이 부족하기 때문에, 이것을 먹는 사람들은 미네랄 결핍증에 걸린다고 되어 있습니다. 단, 이 병을 예방하고 치료하려면 미네랄 보조식품을 섭취해야 한다고 했습니다.

이것은 미국 국회 상원문서번호 264호로 제74차 국회 제2회기 때인 1936년에 미 국회에서 작성하여 발표한 것입니다.

VERBATIM UNABRIDGED EXTRACTS...

Do you know that most of us today are suffering from certain dangerous diet deficiencies which cannot be remedied until the depleted soils from which our foods come are bought into proper mineral balance?

The alarming fact is that foods-fruits and vegetables and grains, now being raised on millions of acres of land that no longer contains enough of certain needed minerals, are starving us-no matter how much of them we eat!

"This Talk About Minerals Is Novel and Quite Startling"

This talk about minerals is novel and quite startling. In fact, a realization of the importance of minerals in food is so new that the text books on nutritional dietetics contain very little about it. Nevertheless, it is something that concerns all of us, and the further we delve into it the more startling it becomes.

You'd think, wouldn't you, that a carrot is a carrot-that one is about as good as another as far as nourishment is concerned? But it isn't; one carrot may look and taste like another and yet be lacking in the particular mineral element which our system requires and which carrots are supposed to contain.

"No Man of Today Can Eat Enough Fruits and Vegetables To Supply His Stomach With The Mineral Salts He Requires"

Laboratory tests prove that the fruits, the vegetables, the grains, the eggs, and even the milk and the meats of today are not what they were a few generations ago (which doubtless explains why our forefathers thrived on a selection of foods that would starve us!)

No man of today can eat enough fruits and vegetables to supply his stomach with the mineral salts he requires for perfect health, because his stomach isn't big enough to hold them!

And we are running to big stomachs.

"A Marked Deficiency In Any One Of The More Important Minerals Actually Results In Disease"

No longer does a balanced and fully nourishing diet consist merely of so many calories or certain vitamins or a fixed proportion of starches, proteins and carbohydrates. We know that our diet must contain in addition something like a score of mineral salts.

It is bad news to learn from our leading authorities that 99% of the American people are deficient in these minerals, and that a marked deficiency in any one of the more important minerals actually results in disease. Any upset of the balance, any considerable lack of one or another element, however microscopic the body requirement may be, and we sicken, suffer, shorten our lives.

"Lacking Minerals, Vitamins Are Useless"

We know that vitamins are complex chemical substances which are indispensable to nutrition, and that each of them is of importance for the normal function of some special structure in the body. Disorder and disease result from any vitamin deficiency. It is not commonly realized, however, that vitamins control the body's appropriation of minerals, and in the absence of mineral's they have no function to perform.

Lacking Vitamins, The System Can Make Some Use Of Minerals, But Lacking Minerals, Vitamins Are Useless.

Certainly our physical well-being is more directly dependent upon the minerals we take into our systems than upon calories or vitamins or upon these precise proportions of starch, protein or carbohydrates we consume.

This discovery is one of the latest and most important contributions of science to the problem of human health.

... Senate Document No. 264

미 상원문서 번호 264호 무삭제 발췌본

오늘날 우리들 대부분은 위험할 정도로 식품의 영양소 부족 현상을 겪고 있는데 이는 우리의 식품이 생산되는 농토에 영양소가 고갈되어 미네랄의 적정 균형을 갖추기 전 까지는 영양소 부족 현상이 해결될 수가 없다는 사실이다. 놀라운 사실은 현재 수 백만 에이커에서 경작되는 식품, 즉 과일, 채소 그리고 곡식 등에는 필요한 미네랄이 더 이상 충분히 들어있지 않으므로 아무리 먹는다 해도 우리는 영양부족 상태가 된다.

"이 미네랄에 관한 이야기는 잘 알려지지 않은 것이고 놀라운 일이다."
사실, 식품에 함유된 미네랄의 중요성에 관한 인식은 영양학 교과서에도 거의 기술되지 않을 만큼 새로운 것이다. 그럼에도 불구하고, 이는 우리 모두와 관계된 일이며 나아가 더 깊이 연구를 하면 할수록 더욱 놀라운 사실을 알게 된다.
당근이라면 다 같은 당근일 뿐, 영양소에 관한 한 모두 다 똑같을 거라고 생각하겠지만 그렇지가 않다. 모양과 맛은 서로 같을 수 있겠지만, 당근에 들어있어야 할 그리고 우리 몸이 필요로 하는 특정 미네랄이 부족할 수가 있다.

"오늘날 인체에 필요한 영양소를 함유한 과일이나 채소를 충분히 먹을 수 있는 사람은 아무도 없다."
요즈음의 과일, 야채, 곡물, 달걀, 심지어 우유와 육류까지도 몇 세대 전 것과 같지 않다는 사실이 연구소의 실험으로 증명되었다 (우리의 선조들이 농작물을 과다 증산한 결과, 이제는 그것을 먹는 우리는 영양실조에 걸릴 수밖에 없다는 것은 의심할 여지가 없이 설명된 것이다). 오늘날 이상적인 건강을 위해 인체에 필요한 영양소를 함유한 과일이나 채소를 충분히 먹을 수 있는 사람은 아무도 없다. 왜냐하면 우리의 위는 이미 커져버렸지만 부족한 영양소를 위해 더 많이 먹기에는 우리의 위가 아직도 작기 때문이다.
중요 미네랄 중 어느 하나라도 현저히 부족하게 되면 실제로 질병을 일으킨다. 단지 몇 칼로리가 들어있다거나 비타민, 녹말, 단백질, 탄수화물 등이 일정 비율로 들어있다고 해서 균형 잡힌 완벽한 영양 식품이 아니다.
여기에 더해서 식품에는 수십 가지의 미네랄 · 염분과 같은 것들이 포함되어 있어야 한다는 것을 우리는 알고 있다.
관계당국에 따르면 미국 사람들의 99%가 미네랄이 부족한 상태이며, 중요 미네랄 중 어느 하나라도 현저히 부족하게 되면 실제로 질병을 일으킨다는 것이다. 극히 미량이 필요한 어느 한 성분이라 할지라도 균형이 깨지거나 상당량이 결핍되면 질병을 일으키며, 고통을 주고 생명을 단축시킨다.

"미네랄이 부족하면 비타민도 쓸모가 없다."
비타민은 영양소에 있어 필요 불가결한 복합 화학 물질이며, 신체의 일부 중 특별한 조직이 정상적인 기능을 하기 위해서는 각각의 비타민이 매우 중요하다는 것을 알고 있다. 어느 비타민이라도 부족 할 경우 질병을 유발한다.
그러나, 비타민이 신체의 미네랄 사용을 조절하며 미네랄이 부족할 경우 비타민도 제 기능을 다 하지 못한다는 사실을 일반적으로 잘 모르고 있다.
비타민이 부족할 경우 우리 몸은 미네랄을 사용할 수 있지만, 미네랄이 부족하게 되면 비타민은 쓸모가 없게 된다.
확실히 우리 신체의 웰빙은 칼로리나 비타민 또는 우리 몸이 사용하는 녹말, 단백질, 탄수화물의 적절한 비율보다는 신체 기관들로 흡수되는 미네랄에 더 직접적으로 좌우된다. 이 발견은 인간의 건강 문제에 관한 가장 새롭고 극히 중요한 과학적 공헌 중의 하나이다.

... 미 국회 상원 문서 264호

그러면 지금은 그 당시보다 상황이 나아졌다고 생각하십니까? 나아지기는커녕 더더욱 악화되었습니다. 이유는 간단합니다. 우리는 소위 N · P · K 즉, 질소 · 인 · 칼륨을 계속해서 농토에 뿌립니다. 이 세 가지 비료 즉, 질소 · 인 · 칼륨을 여러 가지의 비율로 배합해서 뿌리는데 그 이유는 수확량이 늘기 때문입니다. 60가지의 미네랄을 농토에 뿌려봤자 수확량이 늘어나지는 않지만 한 에이커당 40불 어치의 비료만 들이면 최고의 수확량을 올릴 수 있기 때문입니다. 수확을 할 적마다 농작물이 토양에서 미네랄을 빼앗아가기 때문에 그 농토에 미네랄을 고갈시키는데는 단 5년 내지 10년밖에 걸리지 않습니다. 매번 수확을 할 적마다 토양에서 한 에이커당 여러 파운드의 미네랄을 빼앗아가기 때문에 오래지 않아 미네랄은 바닥이 나고 맙니다.

한 달에 3불씩 수표계좌에 입금을 하고 수표는 한 달에 60불씩을 끊는다면 빵빵 부도가 나는 것은 뻔한 일이 아닙니까?

최근에 신문에 난 기사 중 퍽 충격적인 것이 있었는데, Easter Island에 관한 이야기 입니다. 머리부분만 밖에 나와있고 나머지 몸 전체는 땅에 묻혀있는 돌로 만든 석상들이 있었는데, 파보니 전신상의 석상들이 나왔습니다. 기원전 약 500년에 남태평양 폴리네시아 사람들이 배를 타고 이 섬에 와서 정착을 했는데 당시에는 나무가 울창한 섬이었습니다. 그들이 정착을 하고 나무를 베어 재목으로도 쓰고 땔감으로도 쓰고 개간을 해서 농사도 짓고 하면서 1200년을 지나는 동안 나무가 하나도 남지 않은 벌거벗은 섬이 되었습니다. 그 동안 비가 오면 토양에 있는 미네랄을 씻어 내려보냈으므로 사람들은 미네랄 부족 현상으로 모두 정신이상이 되어 사람들을 서로 잡아먹기 시작했는데, 처음에는 청소년들이 우선 힘없는 노인들을 잡아먹다가 결국은 미쳐버린 자기네들끼리 서로 잡아먹어서 무인도가 되어버린 일이 있습니다.

우리의 농토에는 더 이상 미네랄이 남아있지 않기 때문에 우리의 건강관리로 1년에 1조 2천억 불씩 들어갑니다. 우리는 미네랄을 의식적으로 섭취해야 하며, 건강을 지키는 것은 우리 자신의 책임입니다.

그러면, 수 천년 전 사람들은 상업용 비료도 없었는데 어떻게 지냈느냐고 묻는 질문을 많이 받습니다. 이집트의 나일강이나 인도의 갠지스 강이나 혹은 중국의 황하유역에 살던 사람들은 해마다 우리가 얼마 전 북부 미주리 강 유역에서 당한 것 같은 대홍수를 만나게 되어있었습니다. 홍수가 날 때마다 500마일 혹은 1,000마일 떨어진 산에서 흙을 날라다 줍니다. 우리는 지금 홍수가 나지 않게 해달라고 하나님께 빌지만 그들은 그들의 신인 산신이나 수신 등 모든 신들에게 제발 홍수가 나게 해달라고 빕니다. 그들이 이렇게 홍수가 나도록 비는 이유는 홍수가 겨울철에 나며 이로 인해 흙과 미네랄을 날라다 주기 때문에 비는 매우 귀중한 것입니다.

알렉산더 대왕의 아버지인 필립 왕은 12살 먹은 어린아이인 이집트의 여왕 클레오파트라와 결혼을 했습니다. 영화에서 엘

리자베스 테일러처럼 아름다운 의상으로 꾸미지도 않았고 납작한 가슴에 별로 섹시할 수가 없었습니다. 그러나 필립 왕이 이 어린아이와 결혼한 것은 세상에서 가장 좋은 밀을 확보하기 위해서였습니다. 후에 그의 아들인 알렉산더 대왕이 자신의 마케도니아 군대로 하여금 세계를 정복하려면 세계에서 가장 질이 좋은 밀로 만든 음식을 먹어 하루에 20시간을 행군하고 6시간씩을 싸워 이길 수 있기를 바랬기 때문입니다. 그들이 제일 좋은 밀을 가져 올 수 있는 곳은 이집트라는 것을 알았습니다. 미네랄을 가져다 준 것은 바로 홍수였습니다.

모든 문화, 예술, 공업기술이 그곳에서 발달한 것은 그 사람들이 좀더 좋은 영양소 즉, 더 많은 미네랄을 섭취할 수 있었음으로 지능이 더 발달했기 때문입니다. 이제 이해하시겠습니까?

제가 농촌에서 자랄 때 한 에이커 당 200부셀의 옥수수를 수확했는데 거기에 드는 노동력과 비료 등을 감안할 때 그만큼은 수확을 해야 수입을 올릴 수 있지, 만약 같은 노동력과 비료를 들여서 한 에이커 당 100부셀의 옥수수밖에 수확을 못한다면 손해를 보게 됩니다.

2차 대전이 끝나고 40년 동안 미국은 세계인구를 먹여 살리다시피 했습니다. 러시아에 20년간이나 밀을 보내주었는데 수확을 늘릴 목적으로 농토에 계속해서 화학비료만 주다 보니 수확이 늘어가는 것에 반해서 급격히 미네랄이 고갈되게 되었습니다. 소맥 즉 미국산 밀에는 금세기 초에는 단백질이 23% 포함되어 있었는데 지금은 단 13%의 단백질만이 들었습니다. 농토의 미네랄이 밀의 단백질 함유량을 높여주는데, 이제는 미네랄이 고갈되니 곡물에도 미네랄은 물론이고 기타 있어야 할 기본 영양소도 없게 됩니다.

아프리카의 토양은 100년 전에 비해 74%의 미네랄이 소멸되었고 아세아는 78%가, 남미는 72%가 없어졌고 미국은 85%의 미네랄이 농토에서 없어졌습니다.

칼슘 결핍으로 인한 병들

여기서 두어 가지 미네랄에 관해 말씀드리겠습니다. 그저 두어 가지 이해하는데 도움이 되도록 말씀드리겠습니다.

모두 다 중요하겠지만 제일 평범한 것 한 가지 칼슘을 택해 보겠습니다.

칼슘 결핍은 147종류나 되는 질병을 유발합니다. 단지, 병명들이 다를 뿐입니다.

벨 폴시(Bell Palsy)처럼 사람 이름을 따서 지은 병명들입니다. 이 병은 얼굴 한쪽이 축 처지는 병인데 여러분이 다 아실 겁니다. 이 병은 사실 뇌졸중에서 오는 것이 아니고 안면근육에 결함이 생겨서 오는 것으로 사실은 칼슘 부족이 원인입니다. 나중에 좀더 얘기하겠습니다.

❶ 골다공증

여러분 모두 골다공증을 아시죠? 미국 성인 사망원인의 열 번째 가는 병입니다. 고관절 교체수술에는 35,000불의 비싼 비용이 듭니다. 의료보험 때문에 또 공짜라고 생각하신다면 그만입니다만, 양쪽 고관절 수술에는 7만 불이 드는 비싼 수술입니다. 열 번째 사망원인인데, 115세 죽은 버지니아 래드포트의 '미세스 스킷츠' 를 기억하시지요?

낙상으로 인한 합병증으로 죽었습니다.

동물에는 골다공증이 없습니다. 암소 100마리를 기르는 목장이 있다고 할 때, 송아지를 한 마리도 낳지 않는다면 사료값 내랴 수의사 비용에 비료값, 철책 보수비용 등 때문에 은행융자 상환금을 못 갚게 되어 이만저만 큰일이 아닙니다. 송아지를 한 마리도 낳지 않는다면 운영 대부금을 상환할 수도, 돈을 벌 수도 없게 되어 수의사에게 전화를 해 "이게 무슨 일입니까? 이 소들을 다 처분해버릴까요?" 하고 물을 겁니다.

수의사가 암소들을 진찰해보니 아무 이상이 없어서 수소를 진찰해보고 하는 소리가 "아하, 문제가 여기 있군요. 이 수소는 양쪽 엉치뼈가 골다공증에 걸려서 암놈에게 새끼를 배게 할 수가 없습니다. 그러나 내게 70,000불을 준다면 엉치뼈 교체수술을 해서 내년에는 새끼를 낳도록 해주겠다."고 말합니다.

그 농부의 첫마디가 "잠깐만 뒤로 물러서 주세요!" … '탕!' 하는 소리와 함께 그 농부는 사냥총으로 그 소를 쏘아 죽여, 스테이크도 해먹고 소금구이도 해먹으며 "70,000불을 들여 수술을 할 바에야 그 돈으로 매년 수소를 새로 한 마리씩 70년은 사들일 수 있는데 말씀이죠. 가끔은 좋은 새끼를 배게 하는 놈이 나오는데, 어떻게 하면 그놈을 골다공증에 걸리지 않게 예방할 수가 있습니까?" 하고 묻습니다.

그 수의사가 대답하기를 "새끼 수소가 젖을 뗄 때쯤부터 하루에 10센트 값어치의 칼슘을 먹이면 절대로 골다공증에 걸리지 않습니다."고 하자, 그 농부가 "그렇게 하면 정말로 70,000불의 손실을 막을 수 있다는 말입니까?" 하고 묻습니다. 그렇게 간단한 일이라고 말하자, 그 농부는 "하루에 커피 반 잔만 안 마시면 되겠군요." 하고 말합니다. 우리도 이런 식으로 생각해봐야 합니다.

❷ 치은후퇴병

다음으로 잇몸이 작아지는 치은후퇴병이 있습니다. 치과의사의 얘기로는 이 병을 예방 치료하려면 식사 후 매번 이를 닦고 실로 긁어내는 덴탈 프로스(Dental Floss)를 해야한다고 합니다. 정말로 이 말을 믿으신다면 바다가 없는 산골 몬테나 주에서 해변가 부동산을 팔겠다는 말을 곧이듣는 거나 같습니다. 지리를 조금이라도 아신다면 금시 말도 안 되는 소리라고 하실 것입니다.

수의사로서 저는 수십만 마리의 동물들 즉, 쥐 · 토끼 · 개 · 고양이 · 양 · 돼지 · 말 · 사자 · 호랑이 · 곰 등 모든 종류의 동물들을 보아왔지만, 프로스를 안 해도 하나도 치은후퇴병에 걸린 것을 못 보았습니다. 고약한 입 냄새는 나지만 치은후퇴병에는 걸리는 일이 없습니다.

그럼 왜 동물들에게는 치은후퇴병이 없는가하면 골다공증 문제를 해결했기 때문입니다. 치은후퇴병은 이를 잘 닦지 않아서 생기는 것이 아니라 턱뼈와 얼굴뼈 등의 골다공증이 원인입니다. 치주염이나 치은후퇴병에 걸렸다면 이미 골다공증이 상당히 진행된 상태입니다. 치아 주위의 뼈들이 매일 조금씩 녹아 없어지는데 이가 다 빠지고 잠잘 때 유리컵에 의치를 넣어 둘 정도가 되면, 뼈는 다 녹아 없어진 뒤라서 아주 위험한 골다공증에 걸린 상태입니다.

❸ 관절염

다음으로 관절염이 있습니다. 아까 잠깐 말씀드렸던 닭 뼈와 낙스 젤라틴 얘기 기억하시죠?

모든 관절염의 85%는 뼈 양끝 관절부분의 골다공증에서 옵니다. 지금 얘기하고 있는 것은 퇴행성관절염 · 골관절염 · 좌골신경통 · 요통 · 류마티스 등 모두가 다 뼈 양끝 관절부분의 골다공증이 원인입니다.

잠시 이런 경우를 한번 생각해 보십시오. 관절염 특히 고관절(股關節)에 이 병이 걸렸을 때, 진통제나 항염제를 쓰지 않는다면 차라리 환부를 조금은 덜 혹사하게 됩니다. 지팡이나 보행보조기나 클러치를 사용하면 몸무게를 의지해 주기 때문에 환부를 조심조심 아껴주게 됩니다.

잠시 그런 생각을 하면서 가령 자신이 가장 좋아하는 차를 즉 농장에서 트랙터를 몰고 가건 고속도로에서 벤츠승용차를 운전하건, 하여튼 차를 운전하고 가는데 오일 팬의 나사를 꽉 잠그지 않아 오일이 다 새나갔다고 합시다. 계기판에 엔진이 뜨거워져 오일을 넣으라는 신호로 빨간 불이 들어와 마음이 불안합니다. 차를 멈춘 후 차 앞뚜껑을 열고 그 빨간 불에 연결된 전깃줄을 싹둑 잘라 버리고는, 이제 마음이 놓인다고 다시 차를 몰고 가시겠습니까? 천만의 말씀이지요.

그러나 우리는 관절염에 진통제를 먹은 후 아프지 않다고 나다니며, 스퀘어 댄스도 하고, 텍사스 투스텝 춤도 추고, 5마일 걷기도 하고, 에어로빅도 합니다. 약이 참 잘 들어 아프지 않다고 하지만 통증은 점점 더 자주 오게 되고 결국은 관절 교체수술을 해야합니다. 그때가 되면 의사는 진짜 큰돈을 벌게 됩니다.

❹ 고혈압

다음으로 고혈압입니다. 제가 제일 많이 다루는 주제입니다. 고혈압은 혈압이 높다는 것으로, 의사가 제일 먼저 염분을 줄이라고 하는데, 누구나 아는 일로써 우리 뇌리에 꽉 박혀 있습니다.

우리가 가축에게 제일 먼저 먹이는 것이 큰 소금덩어리이기 때문에 의사들은 아마 우리를 소보다도 더 미련하다고 할 것입니다. 가축에게 소금덩어리를 먹이지 않으면 그 농부는 망하고 맙니다. 가축들이 죽어버리기 때문이죠. 수의사 비용만 많이 나갑니다.

그러나 우리는 소금이 필요없다고 믿도록 되어있습니다. 우리가 필요한 것은 상추나 통밀빵으로부터 섭취할 수 있다고 생각합니다. 믿지 마시기 바랍니다. 그것을 믿으신다면 차라리 산골짜기 몬테나주에 제가 해변가 부동산을 더 갖고 있다고 믿는 게 낫습니다.

기억하시죠? 그 장수하는 사람들 말입니다. 그들은 차 한잔에 큰 포도알만한 암염덩어리를 넣어서 하루에 약 40잔의 차를 마시는데, 공기가 매우 건조한 높은 지대에 살기 때문에 탈수현상을 막기 위해서 차에다 버터를 넣어서 마십니다. 차 한잔에 두 덩어리의 버터와 암염 한 덩어리를 넣습니다. 스킨밀크나 크림워터 같은 것은 전혀 쓰지 않습니다.

58세밖에 살지 못하는 의사들은 소금도 버터도 먹지 말라고 합니다. 120세를 사는 사람들은 버터와 소금을 먹습니다. 선택은 여러분의 자유입니다.

여러분이 낸 세금 3천만 불을 들여 20년 동안 연구를 해서 2년 전에 발표한 내용을 보면, 고혈압 환자 5천명에게 고혈압 약을 끊게 하고 염분을 줄인 음식을 주었다고 합니다. 음식에서 염분을 제한했더니 모두 죽었다고 합니다. 놀랄 일이 아니죠. 그러나 어떤 사람은 이 연구로 인해 박사학위를 받았고 좋아들 했을 것입니다.

이런 결과를 보고 의사들은 "아, 단지 99.7%만이 죽기 전에 아무런 효과가 없었고, 0.3%는 약간의 효과가 있었다."고 했습니다. 염분을 줄임으로써 죽기 전에 혈압을 1포인트 내릴 수는 있었습니다.

그래서 이 기사를 읽어본 후 "글쎄, 그 한 포인트뿐이라면, 음식 맛 좋게 소금을 넣은 피넛버터도 먹고, 피클도 먹고, 음식에 소금도 넣는 것이 낫겠다."는 결정을 내린 것입니다. 그래서 5천명의 고혈압 환자 대조군(對照群:비교대상)에게 칼슘을 1일 권장량의 두 배를 주다가, 6주만에 임상실험을 중단해 버렸습니다.

그 이유는 단지 칼슘 섭취량을 두 배로 늘린 것만으로 85%의 고혈압 환자가 나아버렸기 때문입니다. 실패한 쪽 의사들이 고혈압 약 투여를 중단하고 이곳에 찾아가 "약이 더 이상 필요 없다는데 어떻게 치료를 하느냐?"고 물었더니 "칼슘 섭취량을 두 배로 올려서 임상실험을 한 것뿐"이라고 대답했습니다.

여러분 중 의사로부터 음식 맛을 좋게 하기 위해 음식에 소금을 넣어도 좋으니 칼슘을 두 배로 늘려서 섭취하라는 리콜통지서를 받은 분이 계십니까? 한 분도 안 받으셨군요? 참 흥미로운 일입니다.

❺ 불면증

다음으로는 불면증이 있습니다. 밤새도록 전전반측하며 지새다가 아침에 일어나면 잠자리에 들 때보다 더 피곤합니다. 의사는 두 가지 치료를 해줍니다. 하나는 헬시온이라는 수면제를 주고, 다른 하나는 바비츄레이트라는 약을 주는데, 이것은 일년에 만 명씩이나 약물과용으로 죽게 하는 약입니다.

죠지 부시 대통령이 일본에 갔을 때를 기억하시죠? 시차 때문에 일본에 갈 때 잠을 자도록 대통령에게 헬시온이라는 수면제를 좀 드렸는데 잠을 깨고 나면 헬시온의 부작용중의 하나가 바로 메스꺼움과 구토증입니다. 일본어로는 어떻게 말했는지 모릅니다만, 세계 TV에는 퍽 극적으로 비추어졌습니다. 그렇죠? 퍽 대통령답지 못했습니다. 다음 선거에서 낙선한 것은 아마 일본 대사의 온 몸에 토해버렸기 때문인지 모르겠습니다.

❻ 신장결석과 뼈의 돌기와 칼슘 축적

다음은 신장결석과 뼈의 돌기와 칼슘 축적에 관한 얘기입니다. 의사들은 정말로 어리석고 무식하게도 신장결석, 뼈의 돌기, 칼슘 축적 등은 먹는 음식에서 온다고 믿기 때문에 제일 먼저 칼슘과 우유제품의 섭취를 금하라고 합니다. 사실은 이와 반대로, 이 칼슘은 아주 극심한 골다공증에 걸렸을 때 환자의 뼈에서 빠져 나오는 것이기 때문에 칼슘 섭취를 줄일 것이 아니라 더더욱 많이 섭취해야 합니다.

❼ 경련

다음으로 경련입니다. 한밤중에 깨어서 다리가 온통 목에 감길 정도로 쥐가 나, "하나님 제발 무릎 아래로만 데려가 주세요. 아침까지 도저히 견뎌낼 것 같지가 않습니다." 하는 것을 우리는 흔히 경험합니다. 보통 있는 일입니다.

❽ 월경 전 증후군

다음으로 PMS가 있습니다. 아시다시피 정신적이고 육체적인 '월경 전 증후군'이라고 하는 것이 있습니다. 치료 방법 중

선택할 수 있는 것은 히스테리 절제수술이라고도 하고, 줄여서 히스터렉터미(Hysterectomy)라고 하는 자궁절제수술이 있습니다. 이것은 100년이나 된 치료법으로 의사들은 일년에 285,000번이나 불필요하게 이 수술을 합니다.

자기들 벤츠 자동차 월부금을 내려고 계속해서 수술을 합니다.

미국 의사협회에서까지도 불필요한 수술이라고 하면서도 의사면허는 취소하지도 않고, 환자들은 계속 찾아갑니다.

한 번 상상해 보십시오. 어수룩한 30대 여자가 찾아가 "선생님, 날 좀 도와주세요. 밖에 나갈라치면 이웃집 아이들이 마녀가 왔다고 소리치면서 지하실로 도망을 치고, 우리 아이들도 날 보고 미쳤다고 하고, 남편도 나를 버릴 것 같고, 직장도 잃을 것 같은데 제발 날 좀 도와주세요." 합니다. 약간의 칼슘만 주면 될 일을 의사는 그렇게 하지를 않습니다. 돈이 필요한 의사는 서로 좋은 게 좋다고 히스터렉터미(Hysterectomy) 수술을 해 버립니다.

꼭 해야되는 것은 아니지만 벤츠 자동차 월부금 낼 날짜는 다가오고 돈이 필요하니 일단 하고 보자. 그러면서 서로 좋을 게 아닌가하는 생각을 합니다.

몇 년 전 캘리포니아 대학에서 발표한 바에 의하면 "칼슘을 1일 권장량 두 배를 섭취할 경우, 정신적 · 육체적 월경전 증후군의 85%를 제거한다."고 했습니다. 이 발표가 있은 후 건강식품점 앞에는 사람들이 칼슘을 사려고 장사진을 쳤는데 모두 다 남자들이었습니다. 자기네 딸이나 여자친구나 아내를 위해 심지어 슬리핑백까지 갖고 와 줄을 서 있었습니다.

⑨ 요통

마지막으로 허리가 아픈 요통입니다. 컴퓨터 앞에 앉아 일을 하건, 건초 더미를 나르건, 큰 트럭을 몰건 상관없이 미국인의 85%는 요통으로 고생하고 있는데, 하여튼 이것은 큰 문제입니다.

허리디스크에 걸려있건 아니건 상관없이 요통은 척추 뼈가 골다공증에 걸렸기 때문입니다. 척추 뼈는 차차 약해지고 디스크는 어디에 의지할 데가 없으니 어떻게 되겠습니까? 디스크는 탄력성이 있는 근육섬유로 되어 있는데, 동분 결핍까지 겸하게 되면 물을 넣은 풍선에 압력을 세게 가하듯 결국 터져 버리고 맙니다.

요통으로 해서 정형외과 의사나 류마티즘 전문의를 찾아가면, 안정제인 발륨(Valium)과 함께 근육 이완제를 줍니다. 골절제수술도 하고, 척추골을 융합하거나, 디스크 수술을 하기도 합니다.

월경 전 증후군으로 부인과나 내과 의사를 찾아가거나 가정문제 상담자나 정신과 의사를 찾기도 합니다. 쥐가 나거나 경련 때문에는 신경과나 내과 의사를 찾습니다. 칼슘 침착이나 뼈의 돌기 등에는 류마티즘 전문의나 정형외과 또는 발병 전문의를 찾아 갑니다. 신장결석은 비뇨기과나 내과 또는 외과 의사를 찾아갑니다. 불면증에는 정신과나 내과 의사를 찾습니다. 고혈압에는 심장병 전문의나 내과 또는 외과 의사를 찾습니다. 관절염에는 류마치스 전문의나 정형외과 또는 내과 의사를 찾습니다. 잇몸 후퇴는 치과나 치주염 전문의에게 갑니다. 골다공증은 TUMS 세일즈맨을 포함해서 모든 건강법 전문가를 찾아갑니다.

이런 병들은 단순히 칼슘 결핍에서 오기 때문에 하루에 단돈 10센트만 들이면 대처할 수 있는데 말입니다.

미국인들은 보험이 있고, Medicare나 Medicaid같은 국가 의료보험이 있으므로, 연평균 다섯 번 내지 열 번 칼슘결핍 때문에 외과 치료를 받게 되며, 평균 25,000불에서 250,000불의 돈을 쓰면서 의사에게 제발 수술 좀 해달라고 사정합니다. 선택은 역시 우리가 할 일입니다.

당뇨병을 예방 · 치료하는 크로뮴과 바나듐

마지막으로 말씀드리고 싶은 것은 당뇨병입니다. 누구나 당뇨병에 약간씩은 접하게 됩니다. 미국 성인 사망원인 중 세 번째입니다. 이 세 번째 사망원인인 당뇨병은 장님이 되는 것을 포함하여 심한 합병증과 부작용을 가져오는 병입니다. 신장기능 정지를 가져와 투석과 신장 이식수술을 하기도 합니다.

미국인의 사망원인 중 제1호인 여러 가지 심장 혈관 질환도 유발합니다. 팔 다리를 절단하기도 합니다. 한편, 당뇨병이 있는 사람은 없는 사람에 비해서 평균적으로 수명이 짧습니다.

1957년에 축산업계에서는 두 가지의 트레이스 미네랄로 당뇨병을 예방 · 치료할 수 있다는 것을 알았습니다. 이것은 펵 의미심장한 애기입니다.

1957년에 동물실험을 통해 두 가지의 트레이스 미네랄로 당뇨병을 예방 · 치료할 수 있었습니다. 이것은 《아메리칸 사이언스(American Science)》와 국립보건원의 공식 학술지인 《페더레이션 프로시딩스(Federation Proceedings)》1957년 8월호에 발표되었습니다.

당뇨병을 예방 · 치료하기 위해서는 두 가지의 트레이스 미네랄 곧, 크로뮴(Cr;24번)과 바나듐(V;23번)이 있습니다. 밴쿠버 대학교 브리티쉬 콜롬비아 의대에 따르면, 당뇨병의 85%를 차지하는 성인 당뇨병 발병시, 바나듐 한 가지만으로도 인슐린 투여를 대신해 줍니다. 물론 당장 인슐린 투여를 중지하는 것은 아니고 점차적으로 줄여 가는데, 적정량의 크로뮴과 바나듐을 복용할 때 대부분의 환자들은 4개월에서 6개월 내에 인슐린을 끊게 됩니다. 저는 이런 성공사례를 수백 번이나 보아왔습니다.

이상의 모든 질환에 대해서 당연히, 누구에게나 치료를 해주어야 한다고 의사들은 말하지만, 그 이유는 환자가 보험의 혜택을 받아서가 아니라 의사가 의료보험에서 치료비 전액을 받기 때문입니다.

오늘날 의사가 당뇨병 환자 한 사람을 받게 되면 무릎을 꿇고 "하나님, 감사합니다."하고는 벌떡 일어나 전화통으로 달려가 부동산 중개인을 불러댑니다. 당뇨병 환자 한 사람을 받을 적마다 의사는 매번 20, 30, 40년에 걸쳐 250,000불을 벌어들이기 때문입니다. 의사는 환자가 결국 이만한 돈을 벌어줄 것을 알기 때문에 부동산업자를 불러 새로 지은 아파트나 조그마한 농장을 하나 보자고 합니다.

동물사료와 유아식품에 들어있는 미네랄의 종류 비교

캔사스 주 토피카(Topika)에 있는 힐스 패킹(Hills Packing) 회사에서는 '사이언스 다이어트'라는 첨단기술을 이용한 동물사료를 생산하는데, 개밥도 생산합니다. 그 회사에 한 번 편지를 써서 개밥에 정확히 몇 가지 미네랄이 들어 있느냐고 문의해 보십시오. 대답은 40가지의 미네랄이 들어있다고 할 것입니다.

세인트 루이스에 있는 체커보드스퀘어에 편지를 해서 실험용 쥐의 밥에 몇 가지 미네랄이 들어있느냐고 물으면, 28가지의 미네랄이 들어있다고 회답할 것입니다.

여기 오신 분 중 아무라도 식품점에 가셔서 유아식품에 11가지 이상 미네랄이 들어있는 것을 찾아오신다면 이 빳빳한 100불 짜리 지폐 한 장을 드리겠습니다.

개는 40가지의 미네랄을 먹습니다. 이것은 범죄행위입니다. 마이크 머피(Mike Murphy)의 말에 의하면 "개가 무병한 것은 모든 종류의 비타민과 미네랄을 넣은 통조림 개밥을 먹기 때문"이라고 합니다. 개는 40가지의 미네랄을 먹고, 쥐는 28가지를 먹는데, 우리 아기들은 11가지를 먹습니다. 이게 정말 옳은 일입니까? 이런 것을 일컬어 '사기행위' 라고 합니다.

SMA나 시밀락(Similac), 아이소밀크, 프로쏘이 B제품 어느 것도 다 마찬가지입니다. 이제 우리는 박스에 들어 있거나 포장되거나 병에 든 식품은 기대할 수가 없습니다.

보조식품으로 미네랄 섭취

이제 각자 의식적으로 미네랄을 섭취해야 되겠다고 납득이 되셨으면 다음 세 가지의 미네랄에 관해 관심을 가지셔야 합니다.

❶ 금속성 미네랄

첫 번째는 금속성 미네랄인데, 이것은 단순히 돌 등을 가루로 만든 것입니다. 금속성 미네랄은 굴껍질, 계란껍질, 백운석, 칼슘 탄산염, 여러 종류의 진흙 등입니다. 마를리네이트 산의 진흙, 해저미네랄, 톰스(TUMS) 등은 8%내지 12%만이 우리 몸에 흡수됩니다. 나이가 35내지 40세가 되면 3%내지 5%의 미네랄밖에 흡수가 되지 않습니다.

여기서 얘기 하나 하겠습니다.

미시간주 그랜드 래핏즈(Grand Rapids)에서 지금처럼 강연을 할 때 한 남자 분을 만났는데, 자기는 이동식 간이변소 사업을 한다고 했습니다. 아시다시피 녹색 또는 청색의 운반할 수 있는 옥외변소 말입니다. 제가 어렸을 적에는 이런 것은 나뭇조각으로 만들었었습니다.

미네랄의 종류 및 흡수율

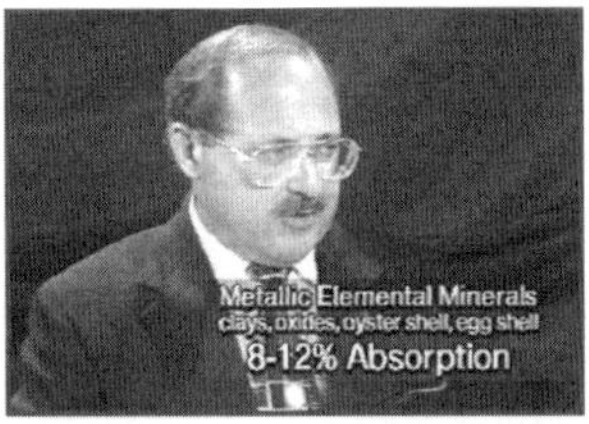

금속성 미네랄 : 10% 흡수
진흙, 금속 산화물, 굴 껍질,
계란 껍질에서 추출

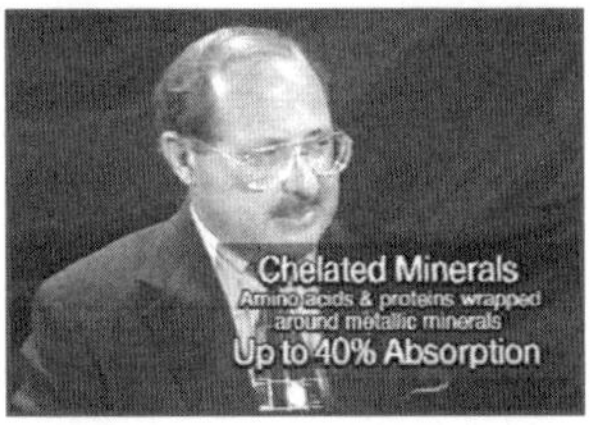

킬레이트 미네랄 : 40% 흡수
금속성 미네랄을 아미노산, 효소,
단백질로 둘러싼 것

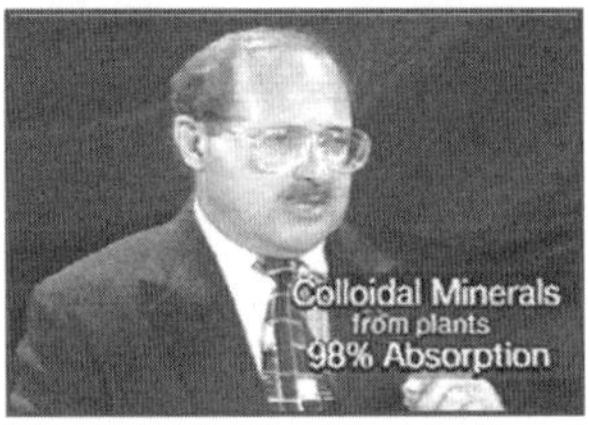

콜로이드 미네랄 : 98% 흡수
식물에서 추출한 안전한 유기 미네랄

콜로이드 미네랄은 입자의 크기를 기준으로 분류하며, 적혈구의 700분의 1 크기로서 (-)전하를 띠고 있으며, (+)전하를 띠고 있는 대장을 통과할 때 인체에 98% 흡수된다. 콜로이드 미네랄은 반드시 식물의 퇴적층에서 추출한 유기체여야 인체에 안전하다.

하여간 그 친구는 이 이동식 변소사업을 하면서 보아온 얘기를 해야 되겠다고 해서, 뭐냐고 물었더니 그 친구 얘기가 "글쎄 그 간이변소를 작업장으로 가져다 호스로 물을 뿜어 씻습니다.

아이들이 그 속에 돌이나 나뭇조각, 장난감 등을 집어넣기 때문에 하수구가 막힙니다. 그러면 수리비가 수천 불이 들기 때문에 바닥에 1/4인치 간격의 얼개를 설치해 놓습니다.

그런데, 가져온 이동식 변소를 청소할 적마다 수백 개의 비타민 알약이 바닥에 걸려있는 것을 볼 수가 있습니다."라고 했습니다.

그래서, 그게 비타민 알약이라는 것을 어떻게 아느냐고 물었더니 "아, 그것은 아주 쉽죠. 바로 겉에 써 있는 걸요. 테라그램 엠, One-A-Day, 센트럼(Centrum) 등등 …" 하며 저를 작업장 뒤로 데리고 갔습니다. 따라가 보니, 거기에는 이동식 변소에서 나온 비타민 알약들이 산더미처럼 쌓여 있었습니다. 이것은 바로 금속성 미네랄은 몸에 흡수가 안되기 때문입니다.

이 약들의 라벨을 읽어보면 철분은 산화철에서 추출되었다고 써있습니다. 그럼 산화철은 무엇입니까? 바로 쇠의 녹입니다. 오래된 기차 철로에 가서 칼로 쇠 녹을 긁어먹으면 바로 철분을 섭취하는 것인데 이 쇠 녹을 약에 넣어 팝니다.

보통 금속성 미네랄의 한 종류인 유산염 칼슘 1,000mg을 한 알의 칼슘 정으로 섭취했다면 우리가 얼마나 잘못 인식하고 있는 것인지 한번 가르쳐 드리겠습니다. 2알이라면 2,000mg의 칼슘을 먹은 셈입니다. 실제로 사람들이 저에게 와서 항상 한다는 소리가 "저는 선생님의 칼슘에 관한 라디오 프로를 듣는데, 하루에 2,000mg씩 매일 먹는데도 관절염은 낫지 않고 오히려 더 악화되어 갑니다." 라고 합니다.

그래서 무슨 칼슘을 먹느냐고 물으면 '유산염 칼슘(Calcium Lactate)' 이라고 합니다. 여기에 문제가 있습니다. 1,000mg 중 단지 250mg만이 금속성 칼슘이고, 나머지 750mg은 유당(乳糖: Lactose or Millk Sugar)입니다. 이 250mg중 10%만 흡수가 된다면 25mg인데, 1000mg짜리를 하루에 2알을 먹는다면 단지 50mg이 우리 몸에 섭취되는 것입니다. 따라서 필요한 양을 섭취하려면 하루에 90알의 칼슘 정을 먹어야 합니다. 그래서 한끼마다 칼슘을 30알씩 먹어야 하는데 아직도 섭취해야 할 미네랄은 59종이나 더 남아 있습니다.

한편, 모든 비타민을 자연식 즉, 음식으로부터 섭취하고자 하는 사람들이 있습니다. 하루에 1,000mg의 마그네슘을 섭취하고자 할 때, 시금치 10파운드 즉 4.5kg이 얼마나 도움이 되는가를 생각해 보겠습니다.

마그네슘을 택한 이유는 채소의 푸른 잎은 엽록소가 들어 있어서 마그네슘이 무척 많이 포함되어있기 때문입니다. 마그네슘은 엽록소 내의 한 분자인데, 시금치 1파운드 당 엽록소가 454g이 들어있습니다. 10파운드의 시금치에는 4,540g의 엽록소가 들어 있으나 그 대부분인 97%가 수분입니다.

다시 말씀드리면, 10파운드의 시금치에는 1g의 엽록소가 들어 있는데 그 중 단 50mg만 마그네슘입니다. 이 숫자로 1,000을 나누면 20이라는 인수가 나오는데, 10으로 곱해 보면 하루에 필요한 양의 마그네슘을 섭취하려면 200파운드 즉 90kg이상의 시금치를 매일 먹어야 하고, 아직도 섭취해야 할 미네랄은 58종이나 더 남았습니다. 이렇게 많이 먹으려면 몸집이 꽤나 커야 할 것입니다. 저처럼 체구가 큰 사람도 도저히 그렇게 많이 먹을 수는 없기 때문에 보조식품에서 영양소를 섭취합니다.

❷ 킬레이티드 미네랄

다음으로, 1960년대에 농업계에서는 '킬레이티드(chelated) 미네랄' 이라는 것을 내놓았는데, 농부들은 가축에게 1불 어치를 먹여 99센트를 똥으로 내보내는 그런 바보짓을 하지 않기 때문입니다.

킬레이티드 미네랄도 실상은 금속성 미네랄이지만 표면에 아미노산, 단백질 또는 효소로 금속원자를 둘러싸게 해서 체내 흡수율을 40%나 더 높인 것입니다. 이것은 미네랄의 체내 흡수율을 괄목할만하게 개선한 것이기 때문에 건강식품업계에서 곧바로 뛰어들었습니다.

❸ 콜로이드 미네랄

가장 효과적으로 체내에 흡수되는 것은 콜로이드 미네랄입니다. 콜로이드 미네랄은 98%가 흡수됩니다. 킬레이티드 미네랄보다도 2배 반이나 흡수가 더 잘 되고, 금속성 미네랄보다는 10배나 더 잘 흡수됩니다.

이것은 액체입니다. 알약도 아니고, 분말도 아니고, 캡슐에 들은 것도 아닙니다. 아주 작은 미립자로 적혈구의 7,000분의 1의 크기입니다. 각 미립자마다 마이너스 전기를 띠고 있습니다. 우리 내장의 내벽은 플러스 전기를 띠고 있어서 콜로이드 미네랄은 장의 내벽에 자력 또는 전기적 힘으로 이끌리게 되는데, 이상의 세 가지 이유 때문에 사실상 콜로이드 미네랄은 98%가 우리 몸에 흡수됩니다.

콜로이드 미네랄의 원천

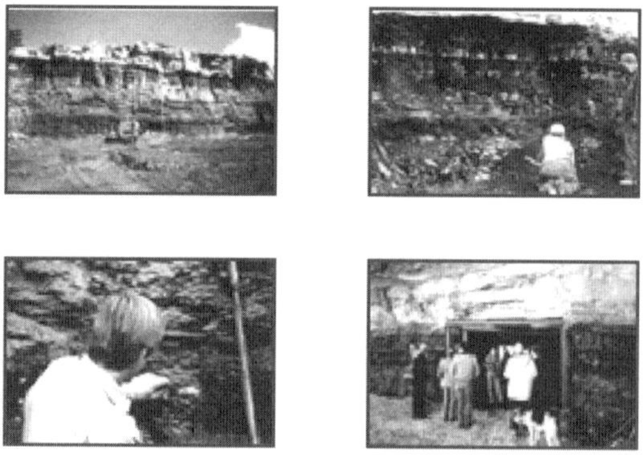

록랜드 광산의 Humic Shale

미국 유타주 에머리 카운티에 있는 7,000만 년 이상 경과된 선사시대의 유기체 식물 퇴적층

식물은 콜로이드 미네랄에 있어서 퍽 흥미로운 역할을 합니다. 이미 말씀드렸듯이, 식물은 자체적으로 미네랄을 만들어내지 못합니다. 농토에 미네랄이 없으면 식물은 미네랄을 자체적으로 만들어내지 못합니다.

미 국회 서류번호 264번의 「우리의 농토에는 더 이상 미네랄이 없다」고 한 것을 기억하시죠? 식물은 금속성 미네랄을 흙에서 뽑아 올립니다. 식물은 이를 액체상태로 해서 식물섬유를 만들고 우리는 이 미네랄을 섭취해 몸 속에 저장하고 사용하게 됩니다. 이렇게 우리는 미네랄을 액체상태로 저장고에서 사용처로 운반합니다.

우리의 토양에는 더 이상 금속성 미네랄이 없기 때문에 우리의 식물이나 동물에는 콜로이드 미네랄이 별로 없습니다. 중대한 문제죠?

120이나 140세를 산 사람들에게는 한 가지 공통점이 있습니다. 그들은 모두 해발 8,500에서 14,000피트의 고산지대에 살며, 일년에 2인치 미만의 비가 오거나, 혹은 눈이나 비가 전혀 오지를 않으며, 이슬도 맺히지 않는 대단히 건조한 것입니다. 그들이 마시는 물이나 농사짓는 물은 우리가 '빙하밀크' 라고 부르는 액체입니다.

이 지역의 빙하는 일 년에 4인치씩 바위를 깎아 내립니다. 60내지 72종류의 미네랄을 함유하고 있기 때문에, 빙하 밑으로 흘러 내려오는 물은 에비앙 워터나 가이거 워터처럼 맑지가 않습니다. 유리컵에 담아놓고 보면 마치 져지밀크처럼 황백색 또는 청백색을 띱니다. 우유처럼 보이기 때문에 티티카카나 티베트에서는 '빙하밀크'라고 부릅니다.

그들은 이것을 마시고 사는데 35내지 40세가 될 때까지는 섭취한 미네랄의 8%내지 12%를 흡수하다가 그 이후에는 3%내지 5%를 흡수하게 되는데, 2천5백년에서 5천년 동안 그렇게 살아왔습니다. 더욱 중요한 것은 이 물로 농사를 짓고 과거 2천5백년에서 5천년간 해마다 농작물을 추수해 왔습니다.

그들은 당뇨병도 없고, 심장병도 없고, 고혈압도 관절염도 골다공증도 암도 백내장도 없을 뿐만 아니라 기형아도 낳지 않습니다. 세금도 없고 의사도 없는데 그들은 무병하게 120세에서 140세를 삽니다.

콜로이드 미네랄이 중요합니다. 네, 꼭 중요하다고 단언합니다. 매일 미네랄을 복용하지 않으면, 그만큼 몇 시간 또는 며칠씩, 수명을 단축하는 것입니다. 우리들 대부분은 헌사스나 티베트나 Titicaca를 찾아가지 않습니다. 왜냐하면 거기에는 Kenmore 주방시설도 없고, Saturn자동차도 없고 TV도 전기도 냉난방 시설이 된 주택도 없기 때문입니다. 그러나 그들은 콜로이드 미네랄이 있습니다.

미국에서 이 Colloid 미네랄을 구하려면 꼭 한 곳이 있는데, 그곳은 남부 유타주 선사시대 계곡입니다. 지질학자들에 의하면, 7,500만년 전 이 협곡 양쪽 벽과 강바닥에는 60 내지 72종의 미네랄이 있었는데, 그곳에서 자라는 나무와 풀이 이 금속성 미네랄을 모두 흡수해, 식물섬유 내에 Colloid 미네랄을 생성했습니다. 그럴 즈음 이 계곡에 화산이 폭발했고, 얇은 층의 진흙과 화산재가 이 식물들을 모두 덮어 압축했습니다. 진흙과 화산재가 얇아 지나치게 강한 압력으로 누르지 않아서 석탄이나 석유로 변하지도 않았고, 또 이 지역이 대단히 건조해서 화석이 되지도 않았습니다. 돌로 변하지 않았다는 말입니다.

오늘날 땅 밑을 깊이 뚫어보면 아직도 건초가 나옵니다. 저는 건초더미를 많이 날라봤기 때문에 건초가 어떻게 생겼는지 아는데 이건 정말 건초입니다. 지질학자에 의하면 7,500만년 된 건초입니다. 아직도 풀이나 잎사귀도 볼 수 있고, 작은 나뭇가지나 솔방울 또는 나무껍질 등을 볼 수 있습니다. 이 압축된 원료를 아주 작은 분말로 갈아서, 2~3주 여과된 지하수에 담가놓아, 비중이 대단히 무거운 3.0에 이르면 한 쿼트(Quart)당 38g의 콜로이드 미네랄이 들어있게 됩니다.

12년 내지 15년 전에 사람들은 기뻐서 여기저기 뛰어다니며 말했습니다. "이봐요, 내 관절염이 나아졌어요." "내 당뇨병이 나아졌어요, 내 초기 백내장이 나아버렸어요." "내 흰머리가 다시 검어졌어요." "내 무릎 관절염이 나아졌어요." 사람들은 그 속에 코티죤(Cortisone)이나 프로토죤, 항생제 또는 어떤 약품 등을 넣었으리라고 생각했습니다. 그래서 2년 동안에 걸쳐 검사를 해보니 그 속에는 단지 60가지의 콜로이드 미네랄이 들어있을 뿐이었습니다.

끝맺는 말

Dr. Wallach이 끝으로 몇 말씀 드리겠습니다. 자신있게 결정을 내릴 수 있는 능력은 올바른 지식에서 옵니다. 저의 강연이 유익했기를 바랍니다.

올바른 천영 영양소를 매일 섭취함으로써 건강하고 오래살기 위해 필요한 조치를 취해야 합니다.

미네랄은 항생제와는 다릅니다. 한 열흘 복용하다 그만두는 처방약이 아닙니다. 산소가 우리에게 필요한 것처럼 콜로이드 미네랄도 항상 필요한 것입니다. 평생을 두고 매일 우리는 90가지의 필수 영양소가 필요합니다. 전 세계 수백만 명이 저의 강연을 듣고 하루도 거르지 않고 미네랄을 복용하기로 했습니다.

건강 장수하시기 바랍니다.

[부 록]

1. Joel Wallach과의 인터뷰
2. 미네랄의 종류 및 기능
3. 보도자료 모음

1. Dr. Joel Wallach과의 인터뷰

이 글은 호주의 Nutri-Tech Solutions Pty Ltd.사와 Joel Wallach 박사님의 인터뷰를 요약한 것입니다.

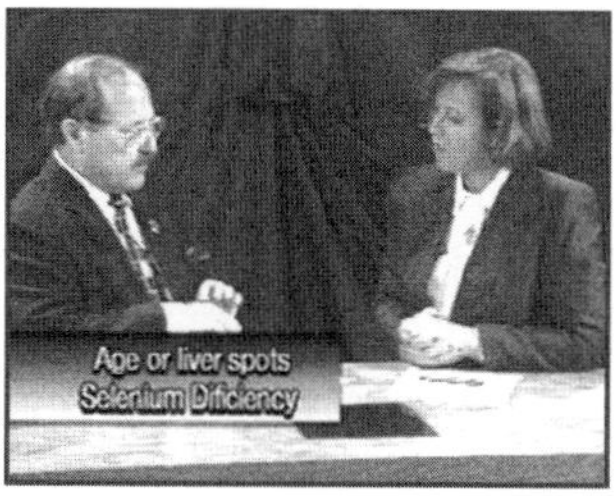

Graeme : 안녕하십니까? Nutri-Tech Solutions Pty Ltd.의 Graeme Sait입니다. 과거에는 수의사였으며 현재는 의사, 작가, 학자이자 국제적으로 명성있는 강연 연사인 Dr. Joel Wallach은 1994년에 이제까지 해온 자신의 300회의 강연 중 하나를 카세트 테이프로 제작하여 출간하였습니다. "Dead Doctors Dont Lie"(죽은 의사는 거짓말을 하지 않는다) 라는 제목의 이 테이프는 4,700만개가 만들어졌고 오디오 테잎 부문 베스트셀러 5위에 올라있습니다.

"죽은 의사는 거짓말을 하지 않는다"라는 제목의 강연이 불러온 선풍적 인기로 현재 Dr. Wallach은 식물에서 추출한 콜로이드 미네랄을 유통하는 거대한 MLM 기업을 운영하고 있으며 3,000여만 명의 청취자를 대상으로 매일 라디오 방송을 진행하고 있습니다.

"죽은 의사는 거짓말을 하지 않는다"라는 새로운 세미나 테이프를 발표하기 전 Dr. Wallach은 심도있는 인터뷰를 할 기회를 나에게 주었습니다.

Graeme : 바쁘신데 시간을 내주셔서 감사합니다. Dr. Wallach 이라는 문구로 인터넷을 검색해보니 참조 페이지가 4,222곳이나 나왔습니다. 인터넷이 의견 개진에 위력을 발휘한다는 사실을 알고 계셨습니까?

Joel : 물론 알고있습니다. 실제로 우리는 약 20가지의 각기 다른 방법을 사용하는데 인터넷은 그 중 한 가지 입니다.

Graeme : 그러면 가장 효과적인 방법은 무엇입니까?

Joel : 그것은 라디오입니다. 라디오는 분명히 제일 효과적입니다. 저는 월요일부터 금요일까지 라디오 생방송을 진행합니다. 보통 10분간 새로운 뉴스에 대해 저의 의견을 이야기하고, 그 후 나머지 50분간은 질의에 응답하는 형식으로 이루어집니다. 지금까지 153회를 방송했고 하루 평균 3,000만 명이 청취합니다. 이 프로그램의 이름은 "죽은 의사는 거짓말을 하지 않는다"입니다.

Graeme : 전 세계 몇 명 정도가 이 테이프를 들었다고 생각하십니까?

Joel : 합법적으로 판매된 것만 4,700개이고, 저작권이 침해된 것까지 생각해보면 적어도 9,000만 개의 테이프가 유통되고 있는 것 같습니다. 만약 테이프 한 개당 평균 열 명이 들었다면 9억 명이 들었을 것으로 추정됩니다.

재미있는 것은 한번은 중동을 다녀온 사람들을 만났는데 그들이 낙타를 타고 피라미드로 향할 때 낙타 주인이 제 테이프를 꺼내며 들어봤냐고 묻더라는 것입니다.

테이프에 한해서, 1억9백만 개가 팔렸던 비틀즈, 8천9백만 개의 Garth Brooks, 8천2백만 개의 Barbara Streisand, 7천9백만 개의 Elvis 다음으로 4천7백만 개의 제 테이프가 5위에 랭크되어 있습니다. 6위로는 Eagles의 2천6백만 개, 마이클 잭슨이 2천5백만 개로 7위에 기록되고 있습니다.

Graeme : 참으로 대단하군요. 광화작용과 관련하여 토양의 영양문제를 본질적으로 설명하기 위하여 직접 저술하신 《Rare Earth's Forbidden Cures》 표지에 William Albrecht를 인용했다는 것을 알고 있습니다. 우리는 Albrecht의 연구에 지대한 영향을 받고있는데 지금까지 하신 연구도 그분의 연구를 이어받은 것입니까?

Joel : 내가 미주리주의 대학에 다닐 때 그분은 나의 토양학 교수였는데, 저는 그분 밑에서 연구할 수 있는 특권이 주어졌습니다. 저의 첫 학위는 농업분야였는데 축산업과 영양학을 전공했고, 부전공으로는 농작물과 토양에 관한 것이었습니다.

Albrecht 교수님은 대학 4년 간 내게는 아주 중요한 분이었고 확실히 저의 인생에 커다란 영향을 미쳤습니다.

Graeme : 선생님의 연구 접근 방식은 전통 의학과 매우 대립되어 있습니다. 이러한 대립적 감정이 역효과가 될 수 있다는 것에 대해 생각해 본적이 있으십니까?

Joel : 저의 연구는 지난 25년 간 계속돼 왔으며 여러 번 의학저널과 수의학 저널에 과학 기사를 썼습니다. 그리고, 2000여 건의 실례를 들은 1000페이지에 달하는 교과서를 집필하였는데 이것이 미국 최대의 의학서적 출판사에 의해 출판되었고, 지금도 의대 교재로 사용되고 있습니다.

나는 우리가 동물들에게 한 것처럼 농토를 기름지게 만들고 사람에게 영양분을 주어야 한다는 개념을 25년 간 의사들에게 강연해 왔고 이제는 그들도 이를 인식하게 되었습니다.

바로 그 이유로 저는 의사가 되기 위해 의대로 다시 진학했고 환자들에게 수의학과 농업과학을 적용하기 시작했습니다. 미국 의사들의 평균 수명은 58~62세인데, 이는 보는 이의 관점에 따라 만족할 수도 있겠습니다만, 세계에서 가장 비싸고 과학적으로 가장 진보된 의료시스템을 갖고 있음에도 불구하고 미국인의 수명은 세계 상위 17위에 랭크되어 있고 건강 면에서는 19위에 올라있습니다.

하버드 의대의 질병관리센터와 소비자 대변인 Ralph Nader의 통계를 종합해 볼 때, 실제로 미국의 병원에서 의사들의 의료태만행위로 인해 연간 150,000~300,000명의 사람을 죽인다는 것을 알 수 있습니다. 그들은 매년 병원에서 130만 명에게 상해를 입히고, 다른 200만 명에게 병을 전염시킵니다.

USA Today 신문의 오늘 아침 헤드라인 뉴스에 "미국 내 병원에서 의사들은 의료과실로 인해 현재 미국인의 8번째 살인자로 평가된다." 라고 발표되었습니다.

그들은 마땅히 비난을 받을만하므로 이렇게 말하는 것이 의사들에게 조금도 미안하다는 생각이 들지 않습니다.

Graeme : 최근 타임지 커버스토리에서 전통 의학보다 비타민과 미네랄 그리고 자연 요법 등에 쓰여지는 비용이 확대되는 데 초점을 맞춰 대체건강시장의 괄목할만한 성장에 대하여 언급하였습니다. 이런 대체건강식품에 대해 소비자의 관심이 급증하고 있는데, 개인적으로는 어떻게 생각하십니까?

Joel : 35년 전 제가 의사들에게 강의를 하기 시작했을 때, 당시에는 극히 적은 관심밖에 없었습니다.

1978년 일반 대중에게 병을 예방하고 치료할 수 있는 대체의학과 영양학적 접근에 대해 강의를 하기 시작했습니다. 그때 극히 적은 사람만이 관심을 보였으나 오늘에 와서 그 관심은 과히 폭발적이라 할 수 있습니다. 예전에는 한 번의 강의에 50명 정도가 참석했으나 지금은 1,200명이나 됩니다. 나는 일 년에 300회의 강연을 하는데, 이것만 보아도 그 관심의 수준이 크게 높아졌다는 것을 증명합니다. 아마도 10년 이내에 의사들도 변해서 질병과 미네랄의 관계에 대해 더 연구하고 그 가치를 주장하게 될 것이라고 예상합니다.

Graeme : 미국이 맹목적으로 중국의 식품에 대한 평가에 인색한데 이에 대해 어떻게 생각하십니까?

Joel : 나의 아내 Lan이 중국 본토 출신이라서 나는 그곳에 좀 가본 적이 있습니다. 기본적으로 우리는 서구의 것이 무엇이든 최고라는 인식을 그들에게 심어주었습니다.

그러나, 다시 말하지만 그것은 마케팅일 뿐입니다.

그들의 전통적인 식이 요법은 완전하지는 않지만 평균적으로 우리것보다 우수하고 암에 걸리는 확률도 절반이나 적습니다. 또한 그들은 우리보다 행복하고 스트레스도 덜 받습니다.

Graeme : 귀사의 제품에 대하여 사람들은 어떻게 이야기합니까?

Joel : 나는 하루에 3,000만 명의 사람들과 라디오 프로그램에서 대화합니다. 이 중에 약 300,000명의 사람들이 우리 회사의 제품을 사용하고 있으며 날마다 200명씩 늘어납니다. 그들은 매일 제품의 효과에 관하여 수천 가지의 사례를 알려옵니다.

Graeme : Humic shale을 물에 흠뻑 담가 미네랄을 걸러낸다고 알고 있습니다. 걸러내고 난 나머지는 어떻게 합니까?

Joel : 여과과정을 통해 단지 20%의 미네랄만을 추출할 수 있습니다. 나머지 80%는 humic 상태로 남아있고 이것은 미네랄 비료로 쓰입니다.

Graeme : 본인 자신은 충분한 영양제를 섭취하고 계십니까?

Joel : 나는 하루에 두 번 120종의 영양소를 섭취합니다. 그 중 90여 가지는 필수 영양소이고 다른 30여 가지는 부차적 가치가 있다고 인정되는 것입니다. 동물학과 통계학을 근거해 볼 때 이런 영양소는 900가지의 질병을 예방하고 800가지의 질병에 효과가 있습니다.

현재 나는 60세 이지만 여전히 내 몸무게만큼 들어올릴 수 있습니다. 나는 조금도 어디 아픈 곳이 없습니다. 고혈압도 없습니다. 당뇨나 저혈당, 암이나 심장병도 없습니다. 지금도 300야드(약 280미터)나 떨어진 곳에서 총으로 참새를 잡을 수도 있습니다.

Graeme : 어떻게 하면 그렇게 될 수 있습니까?

Joel : 나는 1주에 7일간, 매일같이 12시간씩 일합니다. 35년간 이렇게 해왔습니다. 아마 누구에게도 힘과 지구력, 기억력 면에서 뒤지지 않을 것입니다.

Graeme : 동분의 결핍이 머리를 희게 만드는 주요 원인이라는 것을 읽었습니다. 선생님은 60세인데도 흰머리가 없는데 미네랄 덕분입니까 아니면 염색하셨습니까?

Joel : 염색하지 않았습니다. 동분을 충분히 섭취하면 됩니다.

Graeme : 긴 시간 대담해 주셔서 감사합니다.

2. 미네랄의 종류 및 기능

1. 미네랄이란?…미네랄은 영양상 불가결의 물질

미네랄(mineral)이란 인체의 성장과 유지 및 생식에 비교적 소량이 필요한 무기질(無機質:인체나 식품에 함유된 원소 중 산소(O) · 탄소(C) · 수소(H) · 질소(N)를 제외한 원소의 총칭) 영양물질인 광물질(鑛物質)을 말한다.

인체의 구성 성분 중에서 미네랄이 차지하는 비율은 체중의 약 4%밖에 되지 않으며, 나머지 96%는 앞의 4원소(O · C · H · N)인데, 그 중 탄수화물 · 지방 · 단백질과 같은 대량 영양소가 30% 정도이고, 55~70%는 물과 매우 적은 양의 비타민이다.

탄수화물 · 단백질 · 지방 및 일부 비타민은 탄소로 알려진 화학물질의 혼합물로서 생물체 내에서 합성이 가능하지만, 땅에서 나오는 미네랄은 분자구조에 탄소를 함유하고 있지 않으므로 에너지를 내지 못하고 인간을 포함한 지구상의 어떠한 생물체도 합성하지 못하며, 단일원소 그 자체가 바로 영양소이다. 따라서 미네랄은 식품을 통해서 반드시 섭취되어야 하는 '필수 영양소'이다.

2. 미네랄의 종류

(1) 다량(多量)원소와 미량(微量)원소

미네랄은 인체내의 함유량에 따라서 크게 두 가지로 분류되는데, 체중의 0.05% 이상이거나 1일 섭취권장량이 100mg 이상인 무기질을 다량원소, 체중의 0.05% 이하로 존재하거나 1일 섭취권장량이 100mg 미만인 무기질을 미량원소(trace mineral)로 분류한다.

다량미네랄에는 칼슘(Ca) · 인(P) · 황(S) · 칼륨(K) · 나트륨(Na) · 염소(Cl) · 마그네슘(Mg) 등 7가지가 있다. 이들 원소는 인체 구성의 약 3.5%를 차지하고 있는데 우리의 신체에는 각각의 성분이 충분히 함유되어야 한다.

반면, 미량미네랄에는 철(Fe) · 요오드(I) · 아연(Zn) · 구리(Cu) · 셀레늄(Se) · 망간(Mn) · 크롬(Cr) · 몰리브덴(Mo) · 코발트(Co) · 불소(F) · 붕소(B) · 비소(As) · 주석(Sn) · 규소(Si) · 바나듐(V) · 니켈(Ni) 등이 있는데, 이들 원소는 인체 내에서 아주 적은 양(약 0.5%)밖에 존재하고 있지 않다.

(2) 유기미네랄과 무기미네랄

미네랄은 유기성 또는 활성 미네랄(active mineral:이온상태)과 무기성 또는 불활성 미네랄(inactive mineral:단원자 분자상태)로 나누어지는데, 공기 · 흙 · 물 속에 함유된 미네랄은 대부분 사람이나 동물이 소화 · 흡수할 수 없는 무기미네랄이고, 식물이나 동물, 어류에 함유된 미네랄이 사람이 소화 · 흡수할 수 있는 유기미네랄이다.

무기미네랄은 식물만이 필요로 하며, 식물의 광합성작용에 의해 유기물질로 전환되지 않고는 인체 내에서 소화될 수 없다. 동물은 이와 같은 능력이 없어서 유기체인 자기 자신을 유지하기 위하여는 다른 유기체를 먹어야 살아갈 수 있다. 아무리 흉년이 들어도 흙을 파먹고는 살아남을 수 없으며, 초근목피(草根木皮:풀뿌리와 나무껍질)라는 유기질을 먹어야 생명이 부지된다. 초식동물들은 풀만 먹고도 풍만한 육체가 만들어지고 또한 유지된다.

깍아놓은 사과가 벌겋게 변색하는 것은 사과 속의 유기철분이 산화하기 때문이다. 몸에 철분이 부족하다고 해서 수돗물의 빨건 녹물을 마시거나 녹슬은 못을 빨고 있다면 몸에 철분이 공급될까? 이것들은 무기철분이기 때문에 세포의 영양이 될 수 없다.

땅으로부터 직접 추출한 소수의 금속성 미네랄은 쉽게 소화되거나 흡수되지 못한다. 단지 5-8% 정도가 흡수되고, 92% 정도는 이득 없이 몸밖으로 버려지게 된다.

물에 녹은 이 미네랄을 식물이 흡수하여 소화시키면 이것이 바로 식물 추출 친수성 미네랄로 탄생된다. 식물 추출 미네랄을 금속성 미네랄에 비교해 볼 때 열에 의하여 잘 파괴되지 않고 인체의 화학 작용에 의해 변형되지 않으며 효소적으로 잘 활동하는 살아있는 미네랄이라고 할 수 있다.

3. 미네랄이 인체에 미치는 영향과 기능

참고 물과 미네랄

물 속에는 유기미네랄과 무기미네랄이 존재하는데, 인체가 필요로 하는 유기미네랄은 전체 미네랄 성분의 1%밖에 들어있지 않다고 한다. 한 잔의 오렌지쥬스는 30갈론(약 110ℓ)의 처리되지 않은 수돗물보다 유익한 미네랄을 더 많이 함유하고 있으며, 멸치 한 마리 속에 들어있는 유기미네랄은 물 1톤 속에 들어있는 양과 같다. 그래서, 저명한 과학자이며 미네랄에 관한 세계적 권위자인 헨리 A. 슈레더 박사는 "인체가 필요로 하는 물 속에 든 미네랄은 식품 속에 든 미네랄에 비해 중요한 것이 아니다."고 하였으며, 아메리칸 메디칼 저널지는 "인체가 필요로 하는 미네랄은 거의가 식품을 통하여 충족되며 음료수를 통하여 되는 것은 아니다."고 기술하였다.

인체 구성에 있어서 불과 4%밖에 되지 않는 이 미네랄이 생명현상에 작용하는 역할은 헤아릴 수 없이 크다는 것이 최근에 많이 밝혀지고 있다. 근래에 와서 학자들은 미네랄에 관한 새로운 지식을 이제까지의 발병의 예방 및 진료분야의 모든 지혜보다도 더욱 중요한 분야에 속하는 것으로서 새로운 의학의 개척을 위한 밝은 길잡이가 되고 있다고 말한다.

미네랄에 큰 관심을 가지고 탐구하는 많은 학자들은 미네랄은 바로 20세기에 남아있는 가장 긴요하고도 심각한 과제이며, 경이적인 미래를 여는 열쇠라고 생각하고 있다.

미네랄은 우리의 생명에 있어서 아주 중요한 역할을 할 뿐 아니라 미네랄을 많이 섭취하게 되면 노화를 지연시킨다는 것은 잘 알려진 사실이다. 더불어, 스트레스와 환경 공해가 증가됨에 따라 미네랄 특히 아연 · 칼슘 · 철의 필요 요구량이 점점 높아지고 있다. 그러나 건강 유지에 미네랄이 너무도 중요하다는 사실을 모르는 사람이 많다.

(1) 신체의 구성성분

미네랄은 신체의 각 부분을 형성한다. 신체를 구성하는 많은 미네랄 중에서 칼슘과 인은 뼈와 치아 같은 경조직을 구성하는데 중요하다. 뼈와 치아의 칼슘 · 인 · 불소 등의 농도는 경조직의 발달에 많은 영향을 준다.

아연 · 구리 · 망간 등은 연결조직의 형성에 필수적이다. 또한 신체 내에서 많은 중요한 기능을 하는 호르몬 · 효소 · 비타민 등은 미네랄을 구성 성분으로서 함유한다.

(2) 산 · 염기의 균형

미네랄은 식품으로부터 흡수되어 신체 내에 분포한다. 조직이나 체액 속에 들어 있는 미네랄은 많은 대사반응에 필요한 산도 혹은 염기도를 정상으로 유지하도록 조절한다. 여러 미네랄 중에서 어떤 미네랄은 신체를 산성 쪽으로, 또 어떤 미네랄은 염기 쪽으로 이루도록 하는 경향이 있기 때문이다. 혈액 · 조직 · 세포들의 적절한 산도 혹은 염기도는 비록 다르지만 미네랄은 체내에서 적절한 Ph를 유지하도록 조절한다.

(3) 삼투압 조절

혈관이나 세포에 들어있는 물이 한 곳으로부터 다른 곳으로 옮겨지려면 삼투현상에 의해서 반 투과성 세포막을 통과해야 한다. 세포막을 투과하여 세포 내외로 이동하는 물의 방향과 양은 미네랄의 농도에 의해서 결정된다. 미네랄의 균형이 이루어지지 않는 경우에는 체액의 축적 또는 탈수를 일으키기도 한다.

(4) 대사의 촉매작용

미네랄은 신체 내에서 일어나는 여러 가지 반응에서 촉매의 기능을 한다.

마그네슘은 탄수화물 · 단백질 · 지방의 분해 · 합성 과정에 필요하며, 그 외 구리 · 칼슘 · 망간 · 아연 등 많은 종류의 무기원소들은 체내의 이화작용 및 동화작용에서 촉매로서 또는 효소의 구성성분으로 필요하다. 또한 몇몇 영양소의 흡수율은 미네랄에 의해서 더 증가되기도 한다.

4. 왜 미네랄이 부족한가?

오늘날 자연의 질서와 멀어져가는 우리의 식생활에서 오는 영향의 불균형이 문제가 되고 있다. 그 중에서도 특히 화학농법으로 말미암아 토양의 미네랄 사이클의 붕괴가 심각하다.

수백만 년 전 지구의 표면에는 수십 가지의 미네랄들이 가득했고, 그곳에서 자라난 선사식물들도 미네랄을 풍부하게 함유하고 있었다. 식물은 자라나면서 흙으로부터 미네랄을 흡수한

"이렇게 약해진 야채!!!"

일본 과학기술청 식품성분 분석조사
産經新聞 1994년 1월 7일 금요일

검사결과(1993년)와 성분표(1952)와의 수치 비교 (단위:mg/100g)

	비타민A			비타민C			철분			칼슘		
	52년	82년	93년	52년	82년	93년	52년	82년	93년	52년	82년	93년
시금치	8,000	1,700		150	65	8	13	3.7	0.7		55	39
토마토	400	220					5	0.3				
귤	2,000	65					2	0.1		29	22	
사과	10	0		5	3		2	0.1				
부추					25	15		0.6	0.6		59	50
쑥갓					21	8		1.9	1.1		90	112
완두콩					30	23		2.0	1.7		37	90
호박					54	39		0.6	0.6		24	10
배추					22	10		0.4	0.2		35	22
양배추					46	44		0.4	0.2		43	23
인삼	13,500	4,100		10	0		13	3.7				

평소에 우리가 먹는 야채의 비타민C나 철 등의 영양가는 교과서의 성분수치 보다는 낮다. 얼마전 홋가이도 중앙 농약 실험장이 실시한 야채의 분석에서 다음과 같은 결과가 나왔다. 영양가는 계절 등에 비해 다소 변화가 있는데 "하우스 재배 등으로 속성 재배를 한 나머지 영양가가 떨어지는 경향이 있다."라고 동 시험장은 지적하고 있다.

분석한 것은 작년 8월(1993년 8월말) 삿뽀르 시내의 슈퍼 등에서 판매되고 있는 시금치 · 부추 · 피망 등 11 종류. 그 결과 영양가는 비타민 C 9종류 · 철 8 종류 · 칼슘 7종류가 1982년에 작성해 전국에 배포한 "일본 식품 표준 성분표"에 비교해 볼 때 낮았다.

원래 봄 채소인 시금치는 100g 중 비타민 C는 겨우 8mg(성분표는 65mg:1982년 현재), 철은 0.7mg (성분표는 3.7mg:1982년 현재)이었다.

동 실험장은 그 이유에 대하여

① 산성비에 의한 토양의 산성화
② 농약의 지나친 사용
③ 생육이 빠른 품종 도입 및 일사량이 작은 하우스 재배의 증가
④ 오랜 경작으로 토양의 영양분 고갈
⑤ 지나친 화학비료 투여로 지력 저하를 초래하고 있다고 분석했다.

※ 충격적인 자료입니다.
1950년도에 시금치 1단의 비타민 C의 영양을 얻기 위해서는
1990년대에는 19단을 먹어야 합니다.

다. 수백만 년을 거치는 동안 여러 차례의 지각변동이 있었고 인간이 땅을 경작하기 시작한 때부터는 바람과 비, 땅고르기 등으로 인한 대지의 침식과 화학비료 등의 무차별적 사용으로 미네랄이 점차 부족하게 되었다.

토양의 미네랄 사이클은 퇴비와 가축의 분뇨 등 유기질 비료에 의해 유지되는 것인데, 미네랄 사이클이 차단된 토양에서 생산된 농산물에는 미네랄이 결핍되어 있을 수밖에 없으며, 이와 같은 농산물을 먹을 수밖에 없는 현대인은 아무리 많이 섭취하더라도 인체에 필요한 충분한 양의 미네랄을 얻지 못하게 되어 인체의 미네랄 사이클 역시 붕괴될 수밖에 없다.

5. 왜 미네랄을 보충해야 하는가?

건강에 미네랄이 풍부한 식품이 중요하다고 해도, 눈으로 식별할 수가 없을 뿐만 아니라 맛에 있어서도 미네랄이 다소 부족하다고 해도 알 수가 없다. 다만, 오랜 기간에 걸쳐 미네랄이 부족한 식품을 먹었을 때 건강이 나빠지고 병이 생기는 것이다. 날로 격증해가고 있는 성인병과 현대인의 반건강 상태의 가장 큰 원인은 바로 이 미네랄의 결핍이라는 것이 의학상의 상식이 되고 있다. 대다수의 사람들이 미네랄이 궁극적인 건강을 위해서 반드시 필요한 것이라 느끼지만 그 필요량만큼 섭취하지 않고 있다.

음식을 통한 미네랄 공급이 힘들어진 요즈음엔 미네랄의 공급 프로그램을 시작하는 것이 반드시 필요하게 되었다. 인간의 건강을 위해서는 90여 가지의 기초 영양물들이 필요하다. 4개의 식품 군에서 이 영양물들을 모두 얻는 것은 불가능하다. 그러므로 미네랄을 보충해 주어야 한다.

대부분의 의사들은 건강을 유지하는데 필요한 모든 영양물들을 얻기 위해서는 매일매일 네 개의 기초식품 군에 포함된 각각의 음식을 먹어야 한다고 추천한다(고기, 단백질, 과일, 야채, 빵, 곡물, 유제품 등).

Dr. Wallach은 4대 기초식품군의 음식에서 질병을 막는 데 필요한 모든 영양소(특히 미네랄)를 얻을 수 없다고 그의 유명한 "죽은 의사는 거짓말을 하지 않는다!" 에 기록하고 있다.

Dr. Wallach은 미국 대중의 4대 기초식품군에 대한 믿음의 불행한 결과가 관절염 · 암 · 당뇨병 · 심장병 등과 같은 만성 퇴행성 질환의 발생을 엄청나게 증가시켰다고 주장하고 있다.

과거 40년에 걸친 방대한 대다수의 병들은 콜로이드 미네랄의 공급으로 쉽게 막을 수 있다고 Dr. Wallach은 말한다.

Dr. Wallach의 핵심적인 주장은 다음과 같다.

인간의 건강에 있어 필요 불가결한 90여 가지의 영양물들이 있다. 이 영양물 중 어느 한가지라도 상당량 결핍된다면 평균 10여 가지의 질병을 불러올 수 있다. 예를 들면, 구리의 부족은 새치와 동맥류, 발작 등을 일으킬 수 있다.

90여 가지의 기초 영양물은 크게 아미노산, 지방산, 비타민, 미네랄 4개의 카테고리로 나눌 수 있다. 만일 배운대로 완벽하게 식생활을 한다면 필요한 모든 아미노산, 지방산, 비타민은 충분히 섭취할 수 있다.

그러나 섭취하는 음식의 종류나 양에 관계없이 필요한 미네랄을 모두 얻기란 실제적으로 불가능한 일이다.

왜 그럴까? 이상적으로 볼 때 인간들은 야채, 과일, 곡물과 같은 음식을 섭취함으로서 미네랄을 얻게 되어 있다. 그러나, 이미 음식물은 미네랄이 현저히 부족한 땅에서 자라나고 있으며, 그러한 사실은 미국 의회 문서 NO.264 및 1993년 Rio De Janeiro 에서 열린 세계환경정상회담에 조사 보고된 바에 의해 증명되었다.

미네랄은 아미노산, 지방산, 비타민을 사용하는 신체 기능에 촉매 역활을 한다. 그러므로, 다른 영양분을 아무리 많이 섭취한다 하더라도, 미네랄의 상호 작용 없이는 이 영양물들로부터 최대한의 이득을 얻기란 불가능한 일이다.

결론적으로, 최적의 건강을 지속적으로 유지하기 위해서 미네랄을 지속적으로 보충해야만 한다.

6. 중요 미네랄의 생리 기능

(1) 다량 미네랄

① 칼슘 (Ca : calcium)

칼슘은 사람이 식품을 통해 반드시 섭취해야 하는 필수 영양소로서, 칼슘은 탄소 · 수소 · 산소 · 질소 외에 인체에 가장 풍부한 무기원소로 체중의 1.5~2.0%를 차지한다.

중요한 생리작용

칼슘은 우리 몸의 뼈와 이를 만드는데 있어 없어서는 안되는 영양소다. 만약 칼슘이 부족하게 되면 뼈는 물러지고 골다공증이 일어난다는 것은 이미 잘 알려진 사실이다. 그러나, 칼슘이 우리의 생명활동과도 깊은 관계가 있다는 것은 아는 사람이 많지 않다.

칼슘이 인체에서 대표적으로 하는 기능은 혈액 응고의 역할, 근육의 수축 및 이완 작용, 신경 전달 작용, 세포막 투과성 조절, 비타민 B_{12}의 흡수에 커다란 영향을 미친다.

① 정상적인 생명기능과 골격대사에 있어서 가장 중요한 영양소

칼슘은 정상적인 생명기능과 골격대사에 있어서 가장 중요한 영양소로서 혈청 칼슘농도의 항상성 유지가 필수적이다.

칼슘은 전 체중의 1.5~2%를 차지해 체중이 60kg인 사람의 체내에는 약 900~1,200g의 칼슘이 들어있게 된다. 이중에서 99%가량은 뼈와 치아에 들어 있으면서 무기질 가운데 하나인 인과 결합해 수산화인회석(Hydroxyapatite)을 만드는데, 이것은 결정형의 단단한 물질로서 뼈와 치아의 견고한 구조를 이루게 된다. 나머지 1%의 칼슘은 혈액을 포함한 체액에 들어 있으면서 근육의 수축, 신경의 전달작용, 혈액응고, 세포막을 통한 물질의 이동을 조절하는 등 각각 중요한 역할을 수행한다.

② 결장암 · 대장암 · 위암 예방

칼슘은 뼈조직의 유지 이외에 대장암의 발병위험을 줄이고 혈압을 저하시킬 수 있는 것으로 알려졌다. 대장 내에서 칼슘은 담즙산이나 지방산과 결합해 이들이 대장세포를 자극하는 것을 막는다고 보고되고 있으며, 1일 1,250mg 정도의 칼슘보충으로 이런 효과가 나타났다고 한다.

다시 말하면 혈액 속의 칼슘농도가 낮게 되면 부갑상선 호르몬이 나와서 뼈에 있는 칼슘을 보충하는데 그때 남는 칼슘이 세포 속으로 침투된다. 당연히 면역세포에도 칼슘이 들어가는데, 그렇게 되면 세포의 안팎에서 절대적으로 지켜져야만 하는 칼슘 농도의 균형이 깨져 면역세포는 정보를 올바르게 전달할 수 없게 된다.

그 결과 면역세포는 암세포를 퇴치하는 역할을 수행할 수 없게 된다. 이 같은 면역세포의 이상을 막기 위해선 칼슘을 충분히 섭취해야 한다. 칼슘을 섭취하면 면역세포가 정상적인 기능을 수행, 암세포를 초기에 퇴치할 수가 있는 것이다.

만약 칼슘을 부족하게 섭취하면 반대로 세포내의 칼슘량이 증가되는 현상인 「칼슘 패러독스」가 일어나 암 유전인자의 작용이 조장돼 세포가 증식한다. 그렇기 때문에 암 유전자로 인해 세포가 증식되는 것을 막기 위해서는 세포 속에 필요 이상의 칼슘이 침투되지 않도록 해야 한다.

따라서 칼슘을 충분히 섭취할 필요가 있는 것이다. 실제로 칼슘이 암 예방에 유효하다는 것은 여러 연구에서 밝혀졌다.

미국의 슬론 · 케터링 기념 암센터에선 흥미있는 연구성과를 발표한 바 있다.

즉, 식사에서 칼슘섭취량을 늘리면 설령 암 가계(家系)인 사람의 경우라도 결장암이 예방될 수 있다는 것. 연구자들은 임상연구에서 칼슘섭취량과 결장상피세포의 증식저하간에 유의한 상관성이 있는 것으로 확인했으며 이것은 결장암의 위험성을 저하시키는 징표라고 말하고 있다.

또한 미국의 한 전기회사 노동자들을 대상으로 19년 간에 걸쳐 칼슘이나 비타민D와 대장암의 관계에 대해 조사한 결과도 보고된 바 있다. 조사결과 대장암에 걸린 사람은 식사에서 100kcal당 칼슘을 290mg 밖에 섭취하지 않은데 대해 대장암에 걸리지 않은 사람들의 경우는 칼슘섭취량이 328mg이나 되는 것으로 밝혀졌다.

한편, 비타민D엔 칼슘의 흡수를 높이는 효과가 있으며 이는 햇볕을 쬐면 만들어진다. 그래서 햇볕을 쬐도록 하고서 비타민D의 혈중치를 나타내는 수산화비타민D를 조사한 결과 그 수치는 대장암에 걸리지 않은 사람들 쪽이 높은 것으로 나타났다. 또한 칼슘이 많이 들어있는 우유에 위암 예방효과가 있는 것으로도 판명됐다.

따라서 일생동안 지속적이고도 충분한 칼슘섭취가 꼭 필요하다.

③ 동맥경화 · 고혈압 억제

고혈압도 칼슘 부족이 한 원인이 되는 것으로 알려져 있다. 혈관의 바깥쪽은 평활근이란 근육으로 둘러싸여 있다. 이 근육이 위축되면 혈관이 좁아지고, 근육이 늘어나면 혈관이 넓어진다.

혈관이 좁아지면 혈액순환이 순조롭지 못하게 되고 당연히 혈압도 높아지게 된다. 칼슘이 부족하게 되면 근육의 세포 내에 여분의 칼슘이 축적, 근육이 수축되는데 평활근도 예외는 아니다. 평활근의 세포 내에 축적된 칼슘은 혈관을 수축시켜 혈액의 흐름이 순조롭지 못하게 되고 그 결과 혈압이 올라가게 되는 것이다.

그러면, 나트륨(염분)의 과다섭취는 고혈압과 관계가 없는 것인가? 세포막에는 나트륨과 칼륨을 교환하여 나트륨을 되도록 세포 밖으로 내보내고 칼륨을 세포 안으로 끌어들이고자 하는 작용이 있다. 그런데, 세포 내의 나트륨을 밖으로 내보내는 작용이 약해지면 이번엔 나트륨 · 칼슘 교환이 일어나 세포내로 칼슘이 들어오게 된다. 그렇게 되면 결국 혈압이 올라가게 되는 것이다. 그러나 나트륨을 많이 섭취해도 혈압이 올라가지 않는 사람이 있는 것은 무슨 까닭인가. 그것은 혈액 속에 나트륨 · 칼륨 교환을 방해하는 물질이 많은 사람과 그렇지 않은 사람이 있기 때문이다. 즉, 나트륨과 칼륨의 교환을 방해하는 물질이 많은 사람은 그 교환이 방해받는 대신 세포 내에 칼슘이 늘어나게 되고 혈압이 올라가게 되는데, 그 물질이 적은 사람은 세포 내에서 나트륨과 칼륨의 교환이 순조롭게 이뤄져서 세포 내에 칼륨이 축적되지 않기 때문에 혈압이 올라가지 않게 된다.

즉, 나트륨의 과다섭취나 칼슘의 과다섭취는 모두 세포내의 칼슘량을 증가시켜 혈압이 올라가게 한다. 또한 나트륨을 과다하게 섭취하면 소변으로 칼슘이 배출되어 칼슘부족을 촉진한다. 그렇게 되면 나트륨이 배출되지 않아 체내에서 축적되는 것.

일본 고베대학 칼슘연구소 연구진(후지다 교수 등)은 고령자들에게 흡수율이 높은 활성형 칼슘을 1일 1,000mg씩 8주 동안 투여하고서 혈압 상황을 조사해봤다. 그 결과 칼슘을 투여하지 않은 대조군에 비해 최대혈압 13.6mm 최소혈압 5mm 각각 내려갔다.

또한, 고혈압과 동맥경화는 밀접한 관계가 있다. 고혈압이 되면 혈관에 작은 상처가 생기기 쉽게 된다. 상처가 생기면 혈소판이 그곳에 모여 굳어져서 혈관을 좁아지게 한다. 그 결과 혈액이 잘 통하지 않게 되고 콜레스테롤이 그곳에 부착되어 동맥경화를 일으키게 된다.

즉, 고혈압이 되면 동맥경화가 일어나면서 혈류가 순조롭지 않게 되기 때문에 혈압도 올라가게 된다는 악순환이 일어난다고 할 수 있다. 이처럼 칼슘이 동맥에 쌓이게 되면 혈관의 내벽이 단단해진다. 혈관의 내피는 본래는 탄력성이 있는 것인데 칼슘이 쌓이게 되면 점차 콜레스테롤도 축적 동맥경화의 원인으로 발전하게 된다.

④ 알츠하이머 발병 감소

칼슘부족은 암이나 고혈압 동맥경화의 원인이 될 뿐만 아니라 알츠하이머형 치매를 일으키는 것으로도 추정되고 있다. 실제로 알츠하이머병 환자는 건강인보다 혈중 칼슘농도가 낮고 부갑상선 호르몬치도 높게 나타나고 있다. 치매 정도가 심할수록 이 경향은 더욱 두드러지게 된다.

물론 이것만 가지고 칼슘결핍이 알츠하이머병의 원인이라고 단정할 수는 없지만 깊은 관계가 있는 것만은 틀림없다. 알츠하이머병 환자들에게 「황혼증후군」이라고 불리는 증상이 일어나기 쉽다. 즉, 오후에서 석양 무렵까지 사이에 정서불안정 상태가 돼서 흥분하는 등의 증상이 잘 일어난다.

그래서, 일본 고베대학 후지다 교수 등은 알츠하이머 환자들에게 흡수력이 높은 칼슘을 1일 900mg 투여한 결과 오후 4시경에 혈중 칼슘량이 저하되는 것을 막을 수 있었다. 또 부갑상선 호르몬의 증가도 억제할 수 있었다.

⑤ 심장박동 및 신경전달 정상 유지

인간은 살아 있는 한 심장박동이 계속돼야 하는데 그 심장을 직접 움직이는 것이 실은 칼슘이다. 이같은 사실은 지금부터 100여 년 전 영국의 링겔 박사에 의해 이미 발견됐다. 링겔 박사는 개구리의 심장을 혈액과 같은 염도의 수용액 속에 넣어 그 박동이 얼마나 계속되는가를 알아보는 실험을 실시했다.

그런데, 증류수를 사용한 실험에선 심장이 바로 멈춘데 비해 연구 조수의 부주의로 수돗물을 사용한 경우에선 심장박동이 계속됐다. 그래서 수돗물에 심장을 움직이는데 필요한 성분이 있는 것으로 생각, 연구를 거듭한 끝에 칼슘이 심장박동에 불가결하다는 사실을 알게 됐다. 링겔액은 이렇게 해서 나오게 된 것이다.

우리의 체내에 있는 칼슘은 99%가 뼈나 이에 있는 것으로 알 수 있듯이 가장 중요한 역할은 물론 뼈의 재료가 되는 것이다. 그러나 혈액 속에 있는 나머지 1%의 칼슘도 심장을 움직이고 신경전달을 정상으로 유지하는 등 매우 중요한 역할을 한다. 그렇기 때문에 혈액 중의 칼슘농도는 항상 일정한 농도를 유지하고 있다. 조금이라도 혈액중의 칼슘량이 부족하게 되면 곧바로 뼈의 칼슘이 혈액 속으로 녹아 나와 부족한 양을 보충해 주게끔 돼 있다. 혈액 속에 있는 칼슘은 약 60조개나 되는 것으로 알려져 있는 인간의 세포 모두에게 정보를 전달하는 기능을 수행한다.

그 덕택으로 심장이나 뇌가 정상적인 기능을 다할 수가 있다. 바꿔 말하면 칼슘이 전하는 신호에 의해 각 세포는 정상적으로 기능하고 있다고 해도 과언이 아니다. 한편, 세포가 정상적인 기능을 수행하기 위해선 필요한 하나의 조건이 있다. 즉, 혈액의 칼슘농도를 1이라고 할 때 세포내의 칼슘 농도는 그 1만분의 1로 유지해야 한다. 이 같은 큰 농도 차이를 유지해야만 칼슘은 전신의 세포에 정상적인 정보전달 기능을 수행할 수 있게 되는 것이다.

그런데 칼슘이 부족하게 되면 이 농도차의 균형이 깨져 칼슘은 인체에 해로운 역할을 하는 존재로 변하게 된다. 그렇게 되면 세포는 정보를 전달할 수 없게 되며 암이나 동맥경화 등 여러가지 질병을 유발하게 되는 것이다.

⑥ 칼슘 결핍증

칼슘의 흡수율은 개인간에 상당한 차이를 보이는데, 보통의 식사를 하는 성인은 섭취한 칼슘의 10~30%를 흡수하게 된다. 칼슘의 흡수율은 식이급원의 영향을 많이 받는데, 칼슘이 제대로 흡수되려면 비타민D의 도움이 필요하다. 경우에 따라서는 비타민D의 결핍 때문에 칼슘결핍증이 초래되기도 한다.

우리 몸의 골격은 칼슘의 저장고이다. 체내 대부분의 칼슘이 뼈조직에 들어있기 때문이다. 만일 어떤 이유에서든지 매일의 칼슘필요량이 공급되지 않으면 뼈에 들어있던 칼슘이 혈액으로 흘러나와 혈액 내 칼슘수준이 떨어지지 않도록 유지해준다. 그러므로 체액 중에 들어있는 칼슘이 하는 여러 가지 기능은 칼슘의 공급이 부족한 경우에도 큰 영향을 받지 않게 된다.

그러나 문제는 칼슘의 저장고인 뼈로부터 칼슘이 계속 흘러나오면 골밀도가 떨어져, 성장기 어린이들은 성장장애가 오게 되고, 어른들은 골밀도가 저하되면서 골다공증이나 골연화증을 초래하게 된다. 한편 식사중의 단백질 함량은 칼슘 배설량에 영향을 미친다.

이러한 칼슘이 인체 내에서 부족할 경우에는 저칼슘 혈증을 일으키며, 그 증상은 경련, 근육의 수축, 신경활성화의 증가 등이 있다. 칼슘의 섭취가 낮으면 골연화성이라는 뼈의 장애를 일으킨다. 또 칼슘의 결핍 증세에는 골다공증을 들 수 있다.

성인남자를 대상으로 한 연구에 의하면 칼슘섭취를 일정하게 하고 단백질의 수준을 47g에서 1백42g으로 증가시켰을 때 소변을 통해 나오는 칼슘의 양이 거의 2배가 되었다고 한다.

또한, 주로 누워있거나 앉아있는 자세로 살아가는 사람들의 칼슘 배설량도 신체 움직임이 활발한 사람들보다 많아진다. 우리나라 사람들의 단백질 섭취량은 꾸준히 늘어나, 95년도 국민 1인당 평균 섭취량이 권장량의 117%나 되었고, 권장량의 125%

이상 섭취한 가구의 비율은 35%, 권장량 이상의 단백질을 섭취한 가구는 56%에 달했다. 뿐만 아니라 현재 우리 국민들은 전반적으로 매우 비활동적인 생활을 영위하는 것으로 지적됐다. 이러한 상황은 칼슘섭취의 부족과 함께 칼슘결핍과 골격의 약화를 초래하는 중요한 요인이 될 수 있다.

칼슘의 필요량과 급원식품

한국인영양권장량(한국영양학회 제정, 1995년 제6개정)은 우리나라 20세 이상 성인남녀들은 하루에 700mg의 칼슘을 섭취할 것을 권장하고 있다. 청소년들의 칼슘권장량은 성인보다 더 높아서 남자의 경우 10~12세는 1일 800mg, 13~19세는 900mg이 필요하며 10~29세의 여자도 하루 800mg을 섭취해야 한다.

영양학자들은 지난 30년간 우리나라 성인들이 1일 600mg의 칼슘섭취를 권장해 왔으나 근래에는 식생활을 포함한 생활방식의 변화로 칼슘필요량이 늘어난 점을 감안, 95년도에 전반적으로 상향 조정했다.

사람의 골격은 대체로 35세를 전후해 최대골질량에 도달하게 되고, 이후 나이를 먹으면서 서서히 골밀도가 떨어지는데, 최대골질량 도달 후 매 10년마다 남자는 3~5% 정도씩, 여자는 5~7%씩 감소한다고 한다.

이러한 골밀도의 감소는 특히 폐경 이후 여성들에게서 심각해 이때에는 매 10년마다 10%씩 급속히 감소된다. 많은 전문가들은 나이를 먹으면서 초래되는 골손실을 가능한 한 억제하려면 최대골질량(peak bon mass)에 도달시 골밀도가 높아야 한다고 강조한다.

최대골질량은 유전적 요인의 영향과 식이, 운동 등 환경적 요인의 영향을 받아 결정되는데, 특히 10대와 20대의 청소년기에 걸쳐서 섭취하는 칼슘이 충분할 때 골밀도를 높일 수 있다. 이런 이유로 미국에선 청소년들을 위한 1일 칼슘권장량을 1,200mg으로 하고 있는데, 최대골질량을 높이기 위해서 필요한 양이라는 판단에 근거한 것이다.

일반적으로 식품 중 칼슘급원으로서의 가치는 함량뿐 아니라 체내 이용성에 의해 평가되고 있다. 우유 및 유제품이 칼슘급원으로서 가장 이상적인 식품으로 꼽히고 있지만 우리나라의 경우 식생활 식습관 유당불내증 등의 이유로 이들 식품으로부터 칼슘필요량을 만족시키기 어려운 실정이다.

전통적으로 곡류와 체소 위주의 식생활을 하면서 우유를 많이 마시지 않는 우리나라 사람들은 이 정도 양의 칼슘을 섭취하기가 결코 쉬운 일이 아니다. 칼슘의 가장 좋은 급원은 우유 · 요구르트 · 치즈 등이다. 멸치 · 뱅어포 등의 뼈째 먹는 생선도 좋은 급원이 되며, 짙은 녹색야채 · 두류 · 곡류 · 해조류 등도 칼슘을 공급한다. 그러나 이들 중에서 칼슘의 체내 이용률이 가장 높은 것은 우유와 유제품들이다.

식물성 식품 중에는 칼슘의 흡수를 방해하는 섬유질 · 수산 · 피티산들이 들어있기 때문에 체내 이용률이 아주 낮다. 일반적으로 동물성식품의 칼슘 흡수율이 25%인 반면 식물성식품의 칼슘 흡수율은 5%미만에 불과하다.

만일 성인이 하루 2컵의 우유(전유, 1컵은 200ml)를 매일 마신다면 이 사람은 400mg 정도의 흡수율이 좋은 칼슘을 얻게 되며, 1일 권장량 700mg 중에서 나머지 300mg쯤은 세끼 식사를 통해서 쉽게 충당할 수 있게 된다.

한국인의 칼슘 섭취량

우리나라는 지난 30여년 간의 괄목할만한 경제성장에 힘입어 식생활 내용이 현저히 개선돼 이제는 절대 식량부족으로 인한 굶주림과 영양실조는 거의 사라졌으며 최근엔 오히려 과다한 열량섭취와 기름진 음식으로 인한 비만과 성인성 질환의 발생이 한국인을 위협하는 문제로까지 발전됐다.

그러나 아직도 우리 국민들의 평균 섭취량이 권장량에 상당히 미달되는 것으로 조사된 영양소는 칼슘과 비타민A, 두 가지로서(국민영양조사, 1997), 칼슘의 섭취부족은 여전히 국민건강을 위협하는 중요한 요인으로 남아있는 실정이다. 그러므로 칼슘의 섭취부족에서 초래될 수 있는 영양문제와 그 보충공급방안에 대해 관심을 갖는 것은 국민건강증진이란 차원에서 대단히 뜻있는 일이다.

지난 10여년간 우리나라 사람들의 평균 칼슘섭취량은 권장량의 80%내외에 머물러 있었다. 가장 최근에 실시된 국민영양조사결과(1995년)에 의하면 국민 1일 1인당 평균 칼슘섭취량은 531mg으로서 권장량의 75%가량을 섭취한 것으로 나타났다.

우리 국민들의 칼슘부족은 칼슘섭취 분포를 보았을 때 더 확실하게 나타나는데, 95년 조사치에서는 영양부족이 우려되는 기준인 칼슘권장량의 75% 미만을 섭취한 비율이 전체 조사대상 가구의 58.2%나 됐고, 권장량의 50% 미만을 섭취한 가구의 비율도 28.2%에 달했다. 뿐만 아니라 우리나라는 아직도 60% 가량이 체내 이용률이 썩 좋지 않은 야채 · 두류 · 곡류 · 해조류 등 식물성 식품으로부터 칼슘을 주로 얻고 있어 칼슘부족이 더욱 우려되는 실정이다.

식품군별로는 채소류에서 1일 칼슘 섭취량의 26.3%를 공급받아 가장 높았고, 어패류에서 23.8%, 두류에서 10.1%, 낙농제품에서 13.1%를 섭취했다. 이는 미국인들이 평균 50% 이상의 칼슘을 낙농제품으로부터 공급받고 있는 것과는 상당히 대조적이다.

많은 연구자들이 노령화에 따라 빈발하는 골다공증의 발병요인을 규명하기 위해 폐경기 이후의 여성, 골다공증 환자 및 골다공증 실험모델 동물을 대상으로 칼슘섭취, 칼슘대사, 골격대사 및 관련 인자에 관해 집중적으로 검토해 왔다.

그 결과 골다공증 예방과 치료에 있어서 최대 골질량을 형성하는 성장기로부터 골격손실이 불가피한 노년기에 이르기까지 일생동안 충분히 칼슘섭취가 필수요건임이 일치하고 있다. 최근 세계 각국에서는 식이칼슘영양문제를 골격성장과 골격질환에 국한하지 않고 순환기계질환, 대장질환 등 각종 성인병과 관련지어 그 중요성이 새삼 강조되고 있다.

특히 예방을 목표로 하는 만성질환의 경우 위험인자를 줄이기 위해 권장량을 상회하는 더 많은 칼슘을 섭취할 것이 제안되고 있다. 이러한 권장수준의 칼슘섭취량을 맞추기 위해 칼슘강화

식품이나 칼슘보충제의 이용을 필요로 한다.

즉 칼슘은 급원식품을 통해 공급받는 것이 이상적이라 할 수 있으나 개인의 식습관, 신체적 · 생리적 · 환경적인 여러 특성으로 인해 식사로부터 충분한 칼슘을 섭취하지 못할 경우 칼슘보충제와 복용에 의존해야 할 것이다.

칼슘섭취가 낮은 우리나라 식생활을 고려할 때 이들 칼슘보조식품의 적절한 이용은 칼슘영양 문제의 하나를 해소하는 데 일조할 수 있을 것으로 기대된다.

② 인 (燐) (P: phosphorus)

성인 남자의 체내에 약 700g정도 존재하는 인은 칼슘(1,200g) 다음으로 많은 무기질 원소이다.

중요한 생리작용

① **골격과 치아의 형성 :** 체내에 존재하는 인의 85%가 칼슘과 결합한 '인산칼슘'의 형태로 골격과 치아조직에 함유되어있다.

② **에너지 대사 :** 신체에 함유된 나머지 15%의 인은 거의 모든 세포에 골고루 분포되어있으며, APT · ADP 또는 AMP 분자의 인산결합 형성에 사용된다. 세포를 자동차에 비유한다면, 인은 휘발유에 해당된다.

③ **핵의 구성분 :** 인은 세포의 핵 안에 존재하는 핵산물질(DNA 및 RNA)의 구성성분이 되며, 후자는 단백질의 아미노산

서열을 결정짓는 유전정보를 담고 있다.

이 외에도 인은 수많은 효소 시스템의 보조인자로 작용하며, 체액의 pH를 일정하게 유지시키는 데 관여하며, 신장에서의 수소이온 배설작용에 관계하며, 세포액의 완충작용에도 관여하며, 비타민 B 군의 효능을 변화시키는 중요한 역할을 담당하고 있다.

인의 1일 권장량 및 급원식품

인의 하루 섭취 권장량은 700mg이며, 성장기에는 비교적 많은 양이 소요된다.

인은 동 · 식물계에 널리 분포되어 있으므로, 정상적인 식사를 하는 경우 결핍될 염려는 거의 없다.

결핍 및 과잉작용

인이 체내에서 활약하기 위해서는 칼슘과의 비율이 중요한데, 1:1.5가 적당한 비율이다. 만약 인이 너무 많거나 부족하면 칼슘 이용이 악화된다.

곡류 및 동물성 식품에는 칼슘에 비해 인의 함량이 훨씬 높기 때문에 인의 과잉섭취를 경계해야 한다. 각종 가공식품 및 탄산음료에도 인산염이 식품첨가물의 형태로 널리 사용되고 있어, 인의 과잉섭취가 초래되어 칼슘 대 인의 균형이 깨어져 신진대사가 원활하지 못하고, 뼈에서 칼슘이 용출됨에 따라 뼈가 약해지며 발육부진, 구루병 등에 걸릴 우려가 있다.

장기간 혹은 과량의 제산제를 섭취하는 경우에도 저인산혈증을 일으키고 인의 부족 증상을 나타낸다. 또 항경련성 약제의 이용, 비타민D의 부족증, 어떤 대사의 비정상적인 상태, 신장의 부적절한 재흡수 등이 인의 부족 증상을 일으킬 수 있다.

③ 칼륨과 나트륨
(K: kalium, potassium, Na;natrium, sodium)

나트륨은 세포 외액의 중요한 양이온으로서 체내에 많은 미네랄 중의 하나이며, 칼륨은 세포 내액의 양이온으로서 체내에 나트륨의 2배 가량 존재한다.

중요한 생리작용

① **삼투압 및 산 · 알칼리의 평형유지 :** 유기체의 항상성(恒常性) 기능에 필수 불가결한 요소가 되고있는 칼륨과 나트륨은 체내에서 수소이온과 교환이 가능한 염기를 형성함으로써 산 · 알칼리 평형에 관여하며, 세포 내외의 삼투압을 유지시키는 데 크게 관여하고 있다.

② **혈압 유지 작용 :** 세포 외액(혈장)을 조절하여 혈압을 유지하는 작용을 한다. 즉, 혈장 내의 나트륨 농도가 약간만 증가하여도 동맥 혈압에 큰 영향을 주며, 혈장 칼륨의 미세한 변화도 심장 운동에 큰 영향을 미친다.

③ **신경자극 전달 및 근육수축 :** 나트륨과 칼륨은 신경을 자극하고 신경의 충격을 근육에 전달하여 근육섬유의 수축을 일으키게 한다. 즉 근육에 전기화학적 자극을 전달함으로써 정상적인 근육의 흥분성 및 과민성을 유지하는 데 관여한다.

④ 탄수화물 및 단백질 대사 과정에 생화학적 기능 담당 : 포도당이 소장점막에서 혈액 내로 이동하기 위해서는 나트륨이 필요하며, 일단 혈액으로 흡수된 후 세포 내로 이동되는 데에도 칼륨이 관여하고 있다. 칼륨은 해당(解糖)과정을 촉진시키는 반면, 나트륨은 해당과정을 억제하는 것으로 알려져 있다.

결핍 및 과잉작용

① 칼륨 결핍 : 설사, 구토, 요산증, 쿠싱병

② 칼륨 과잉 : 조직손상, 신부전

③ 나트륨 결핍 : 다뇨(多尿), 설사, 요산증, 에디슨병

④ 나트륨 과잉 : 뇌 손상, 쿠싱병

④ 염소(鹽素) (Cl : chlorine)

염소는 신체 내 총 무기질량의 3%이며, 세포 외액의 중요한 음이온이다. 정상적인 혈청에는 304~370mg/dl 가 들어 있으며, 뇌척수액에는 많아서 440mg/dl가 들어있다. 인체에 미치는 영향에는 나트륨과 함께 세포 외액에서 물의 균형과 삼투압의 조절을 도우며 체액의 ph를 일정하게 하는 역할을 한다.

⑤ 마그네슘 (Mg : magnesium)

마그네슘은 효소반응의 촉매작용, 신경의 자극 전달 작용, 근육 이완 작용에 영향을 미친다. 식사 내에 마그네슘이 불충분하

거나, 흡수 불량이 오래 지속되거나, 심한 설사 · 구토 · 이뇨제의 과섭취 · 알콜의 과량섭취 · 신장병 · 급성 췌장염 · 간경화증에 의해 부족 증상이 나타나며, 이러한 부족증상으로 인해 신경의 불안정 · 근육수축 · 떨림증이 나타나기도 한다

⑥ 황(黃) (S : sulfer)

황은 모든 세포 내에 존재하며 일반적으로 세포 단백질의 구성성분으로, 조직의 호흡작용, 생물적 산화과정에 관여한다. 또한 설프히드릴기는 고에너지 황 결합을 형성하고, 독성물질이 활성화된 황산염과 결합하여 독성이 없는 물질로 전환하여 소변으로 배설시키므로 황은 해독작용에도 관여한다.

(2) 미량미네랄

① 철분(鐵分) (Fe : ferric, iron)

인체조직에 분포되어 있는 철분의 약 70%는 적혈구의 혈색소인 헤모글로빈 중에 존재하며, 나머지 30%는 간장 · 비장 및 골수 등에 저장되어 있고, 근육 속에도 미량이지만 함유되어 있다. 체내 철분의 총량은 성인 남자의 경우 1kg당 약 50mg이고, 성인 여자의 경우 약 35mg이다.

중요한 생리작용

철분은 적혈구의 주성분인 헤모글로빈의 생산에 절대적으로 필요한 성분이다. 철분은 폐에서 산소와 결합하여 순환하면서 조직에 산소를 내려놓고, 대신 이산화탄소를 받아 다시 폐로 돌아옴으로써 전 조직세포의 신진대사를 유지한다.

철분은 근육의 색소인 미오글로빈의 구성요소이고, 미오글로빈은 혈액 중의 헤모글로빈과 마찬가지로 근육에 도달한 산소와 결합한 상태로 존재하다가, 당질 · 지질 및 단백질의 산화시 필요한 산소를 제공하여 에너지를 발생하는 데 쓰이도록 한다.

이외에도 철분은 스트레스와 질병에 대한 저항, 어린이의 성장발육에 중요한 미네랄로서 특히 여성이나 임산부의 경우, 철결핍성 빈혈이 잘 발생하게 된다.

결핍 현상

실제로 철분 결핍시 나타나는 증상으로는 빈혈 · 탈모 · 판단력 저하 · 호흡 곤란 · 손톱 연화 · 피부 창백 · 쉽게 피로 · 변비 · 혀의 통증 · 성장장애 · 다리를 계속 해서 흔드는 버릇 · 월경불순 · 면역력 저하 등이다.

철분의 섭취권장량 및 섭취실태

20세 이후 한국남성의 1일 철분 섭취권장량은 12mg이다. 10대부터 40대까지의 가임기 여성은 월경혈로 인한 철분 손실이 크기 때문에 이들의 철분 권장량은 18mg으로 같은 나이의 남성에 비해 더 높다.

1995년에 보고된 국민영양조사 결과에 따르면, 전 국민의 1인당 평균 철분 섭취량은 22mg/일로서 철분섭취 권장량의 약 66%에 해당되었다.

② 요오드 (I : iodine)

중요한 생리작용

체내에 존재하는 요오드의 70~80%가 갑상선에서 발견되고 있어, 요오드는 갑상선 기능과 밀접한 관계가 있다. 요오드는 갑상선에서 분비하는 티록신(thyroxine)이란 호르몬의 구성요소인데, 티록신은 신체의 기초대사를 촉진시키는 데 관여한다. 즉 지방을 태워서 에너지를 생성시킬 뿐 아니라, 성장기의 어린이들의 육체적 · 정신적 · 성적 성장에 관여한다. 하루 필요량은 0.15g으로 매우 적은 양이지만 그 기능은 매우 중요하다.

결핍 현상

요오드가 결핍되면 티록신의 합성이 잘 이루어지지 않으므로 신체는 이를 보상하기 위해 갑상선 조직을 더욱 확대시킴으로써 갑상선비대증이 나타난다. 갑상선종이나 갑상선 기능 저하로 빈혈, 저혈압, 맥박의 느림, 비만 등이 있고 또 유산을 유발하기 쉽다는 보고도 있다.

요오드의 급원식품

요오드는 주로 바닷물과 토양 중에 다량 함유되어 있으며, 미역 · 김 등의 해조류는 대표적인 요오드 급원식품이다. 해조류를 많이 먹는 한국인의 경우, 요오드 결핍은 크게 문제되지 않으며 오히려 과잉섭취를 주의해야 한다.

③ 아연 (Zn : zinc)

아연은 신체 모든 조직에 존재하며 특히 눈 조직의 조리개 · 망막에 많은 양의 아연이 존재한다.

중요한 생리작용

아연은 뼈형성 과정의 필수 미네랄로서, 어린이들의 성장발육에 매우 중요하며, 5감각(시각 · 청각 · 미각 · 후각 · 촉각)의 발달에 중요하다.

또한, 인슐린 분자의 한 구성성분으로 당분 대사작용 및 탄수화물 대사작용에 중요한 역할을 한다.

아연은 세포구성의 기본물질인 RNA · DNA 등의 핵산과 단백질의 합성에 중요한 역할을 할 뿐 아니라, 세포의 분열 및 분화 과정에도 필수적이라는 사실이 밝혀지고 있다. 또한 산화방지 작용이 있어서 세포와 세포막의 파손을 보호하며 노화현상을 지연시킨다. 또 아연은 췌장에 그 함량이 높으며, 인슐린의 생리적 기능을 높여주고, 면역능력을 증진시키는 작용이 밝혀지고 있다.

결핍 현상

아연이 결핍될 경우 단백질의 합성을 저해하고 뇌의 발달을 저해하여, 성장부진 · 피부질환 · 탈모 등이 일어나며, 손톱이 얇고 휘며 흰 반점이 생긴다. 성장발육이 늦으며, 입맛과 냄새의 감각을 잃고, 여드름 · 피로 · 야간의 시력저하 · 임포텐스 · 불임 · 기억력 감퇴 · 고콜레스테롤증 · 전립선 이상 · 감염에 약하게 되며 감기에 걸리기 쉽고 상처의 치유가 늦어진다. 또한 아연의 결핍이 성장장애와 성기능의 장애를 일으키기 때문에 아연을 '섹스미네랄' 이라고도 한다.

④ 구리(銅) (Cu : copper)

대부분의 동물과 식물에 있어서 구리는 구성영양소인 동시에 필수영양소로서 정상 성인은 총 100~150g의 구리를 함유하고 있다. 일반적으로 신장 · 심장 · 머리카락과 뇌 등에 가장 높은 농도의 구리가 함유되어 있으며, 비장 · 폐근육 · 골격과 뇌하수체 · 갑상선 · 흉선 등에도 함유되어 있다.

중요한 생리작용

구리는 체내에서 철분이 헤모글로빈 합성에 이용되는 과정에 관여하고 있다. 즉, 비활성 철분을 활성 철분으로 변화시켜 인체에서 이용할 수 있게 한다. 따라서 구리가 결핍되면 철분이 헤모글로빈 합성에 제대로 이용되지 못하여 빈혈 증세가 나타나는데, 이 경우에는 철분을 아무리 보충해 주어도 증세가 호전되지 않고, 구리를 같이 보충해 주어야만 증세가 사라진다.

구리는 세포 내에서 에너지를 생산하는 네 가지 중요한 미네랄들 중 하나로, 혈관벽의 탄력성을 부여하는 작용, 신경막의 보호작용, 정상적인 면역력 유지작용, 상처치유 기능, 중추신경의 기능, 멜라닌 색소 형성 등에 매우 중요한 역할을 한다.

결핍 현상

부족시 나타나는 증상으로는 혈장농도의 감소, 철분 흡수 및 헤모글로빈 합성의 감소로 조혈작용의 장애, 빈혈, 골격부조, 골다공증, 콜레스테롤 상승, 동맥경화, 혈관파열, 면역력 저하, 갑상선 기능저하, 조직노화, 피부염, 성장부진, 심장순환계의 장애, 일반적인 허약증세, 탈모 등이 있다.

⑤ 망간 (Mn : manganese)

망간은 포유동물의 조직에 광범위하게 분포되어 있으며, 특히 골격 · 뇌하수체 · 간 · 송과체(松課體) · 유선 등에 그 농도가 높은데, 성인의 경우 망간의 총 함량은 약 10g 인 것으로 추산하고 있다.

중요한 생리작용으로는 성장, 골격형성 및 발달, 생식기능(고환의 발육 및 난소의 기능), 중추신경계의 기능에 주요 요소가 되고 있으며, 지방산과 콜레스테롤의 합성에 관여하는 효소들의 구성요소 및 촉매 역할을 한다. 또, 요소의 형성과 지방질의 방출, 세포내의 미토콘드리아 기능, 즉 에너지 방출에도 필수적인 존재로 알려져 있다.

망간이 결핍될 경우 성장부진, 골격이상, 생식능력의 저하, 신생아의 운동 실조 등의 원인이 된다고 추정하고 있다.

⑥ 셀레늄 (Se : Selenium)

최근 미네랄 연구에서 주목받고 있는 셀레늄은 12지장에서부터 흡수된 후 주로 단백질에 결합되어 혈액으로 이동되어, 머리카락 · 골격 · 적혈구 등의 신체조직으로 들어가기도 하고, 일부는 여러 가지 대사에 참여 후 담즙 · 췌장 분비액 · 소장을 통하여 대변 · 소변 · 호흡을 통해 빠져나간다.

셀레늄은 인종, 연령, 식생활 습관에 따라 섭취량에 차이가 있을 수 있다. 이유는 토양에 따라 셀레늄의 함유량이 다르기 때문이다.

중요한 생리작용

셀레늄은 glutathione peroxidase라는 효소의 구성성분으로 의미가 크다.

셀레늄은 신체에 1mg도 안되는 양이 있으나 각종 질병의 예방과 치료에서 중요하게 작용한다. 암의 발생과 전이를 억제하고(항산화제, 항발암성 원소), 카드뮴(특히 담배 속의)의 독성 영향으로부터 독성을 완화시키는 역할을 하며, 협심증 · 심근경색의 예방, 고혈압 · 동맥경화 · 백내장 · 관절염 · 근육위축증 · 정력감퇴 등에 효력이 있고, 면역계의 기능 강화, 성장과 발육에 도움을 주며, 남자의 경우 정자 생성에 관여함으로써 젊음을 가져다 주는 효과가 뛰어나다는 보고가 있다.

과잉 및 결핍 현상

VitaminE와 협동적으로 작용하므로 부족현상도 두 물질이 부족할 때 같이 나타난다. 예외적인 것은 췌장의 섬유화 현상으로, 이 증상은 셀레늄 단일성분의 부족증상이다. 과잉섭취 시 독성이 발생하여 신경계의 변화로 감각이상, 마비(중풍), 반신불수 등의 증상을 동반하기도 한다.

1일 섭취권장량

[유아: 10~15㎍, 어린이: 20~30㎍, 청소년: 40~50㎍, 성인: 55~70㎍]

⑦ 게르마늄 (Ge : Germanium)

게르마늄은 반도체 산업에 널리 이용되어 오다가 최근에 의학적으로 관심을 끌게 되었다. 인체에서의 게르마늄의 작용은 아직 그다지 밝혀지지 않은 단계로 앞으로의 연구가 주목되고 있다.

중요한 생리작용

게르마늄의 반도체 특성을 이용한 전자치료기가 개발되고 있는데, 그 기능은 모세혈관의 벽을 뚫고 혈관으로 들어가 혈액 속에서 전자 이동을 일으킴으로써 혈액이 산성 상태인 경우 게르마늄의 음이온이 흡착되어 혈액의 pH를 중성으로 만든다. 반대로 알칼리성 상태일 때는 전자 반전작용으로 양이온이 되어 역시 혈액의 pH를 정상으로 유지시켜 준다. 즉, 혈액을 정화하는 작용이 있으며, 혈관벽에 부착한 콜레스테롤에 게르마늄의 침투압이 작용하면 콜레스테롤을 분해하여 혈관벽에서 떼어내어 콩팥을 통해 몸 밖으로 배출한다.

게르마늄을 많이 함유한 식품으로는 마늘 · 인삼 · 참마 뿌리 · 캄프리 · 구기자 등이 있다.

⑧ 크롬(크로뮴) (Cr : Chromium)

크롬은 6가 크롬과 3가 크롬의 두 가지가 있으나, 생물학적으로 이용되는 것은 3가 크롬만이 가능하다. 분자량이 적은 것일수록 좋은 것으로 되어있으며, GTF(Glucose tolerance factor)라고 표시하지만 아직 정확한 구조는 밝혀지지 않았다.

중요한 생리작용

크롬의 역할 중 가장 중요하게 알려진 것은 포도당의 정상치 유지에 필수적 물질인 인슐린의 기능을 세포 레벨에서 조절하는 GTP의 구성성분 이라는 것이며, 그 외에도 콜레스테롤의 정상치 유지, 지방산 대사작용, 탄수화물 대사작용 등에 절대적으로 중요한 미네랄이다.

인슐린이 효과를 나타내기 위해서는 인슐린 고유의 모양을 갖추어야만 하는데, 크롬은 인슐린의 정상의 모양을 갖추는데 필요한 인자이다. 크롬은 아미노산 유도체인 피콜린산과 결합하여 chromium picolinate의 형태로 되었을 때 세포벽을 통과할 수 있으며, 인슐린으로 하여금 자기의 역할을 할 수 있도록 하여 준다. 따라서 혈당을 필요한 세포로 옮겨주게 되는 것이다.

크롬은 인슐린의 작용을 정상화하여 주므로 혈액 내에서 당의 이용률을 높여주고, 지방대사에도 관여하므로 체중감소 목적이나 여드름의 치료에도 이용된다. 특히 중년기 이후의 당대사 이상은 크롬의 투여로 잘 치료되기 때문에 주로 당뇨나 저혈당 증에 쓰인다.

결핍 현상

크롬의 부족시 나타나는 증상에는 당뇨병 · 저혈당증 · 동맥경화증 · LDL 콜레스테롤의 상승 등이 대표적이며, 이 외에도 당뇨병으로 인한 인슐린의 필요 증가, 포도당 불내성 증가, 아미노산 대사장애, 스트레스 적응력 감소, 성장장애, 각막 혼탁현상, 두통, 피로, 근심, 걱정, 불안감 등을 가져온다.

보고에 의하면 현재 미국인의 2/3가 당대사에 이상을 나타내고 있다고 하며 이 현상은 음식물 중 크롬의 함량이 떨어지기 때문이라고 한다.

⑨ 바나듐 (V : vanadium)

바나듐은 당뇨의 치료에 이용되면서 유명해졌다.

그 외에 건강한 뼈와 연골, 치아의 형성에 필요하고, 세포의 대사에 필수성분이다. Cholesterol의 합성을 저해하고, 성장과 생식에도 관여한다.

포도당 대사에 인슐린과 같은 영향을 미친다. 과잉시 혈중 요소와 크리아틴의 수준이 증가된다.

함유식품으로는 흑후추, 고수, 파슬리, 버섯, 조개류 등이 있다.

⑩ 붕소 (B : boron)

붕소는 뼈의 성장 및 안정에 유익한 미량 미네랄로서, 칼슘 및 마그네슘과 관련된 영양소이다. 붕소는 세포막의 적절한 기능을 위해 필요한데, 칼슘의 흡수를 도우며 VitaminD 를 활성화시키는 동시에 칼슘과 마그네슘이 소변으로 배설되는 것을 감소시킨다.

여성에게 있어서 감소된 붕소는 골다공증과 골관절염의 발생을 나타내며, 소변 내의 칼슘 손실의 증가와 에스트로겐 호르몬의 감소 상태를 나타낸다. 골다공증, 관절염 환자에게는 붕소의 공급이 필요하며, 노인이 되면서는 2~3mg/day 의 공급을 권장된다.

이 외에도 다음과 같은 생리적 기능을 하고 있다.

① 미량 미네랄로 뼈를 튼튼히 하며, calcium, phosphorus, magnesium의 대사에 필요한 성분이다.

② 뇌의 기능을 높이며 민첩하게 해준다.

③ Boron의 결핍은 vitamin D의 결핍을 부추긴다.

④ 폐경후 골다공증이나 근육의 손상을 막는다.

붕소를 함유한 식품에는 사과, 당근, 포도, 땅콩, 곡류, 배 등이 있다.

⑪ 규소(硅素) (Si : silicone)

규소는 지구상에 가장 널리 분포되어 있는 미네랄 중의 하나이다. 체내에서 피부를 형성하고 탄력을 좋게하여 주며 손톱을 튼튼히 해주고, 머리칼을 굵게 해준다.

칼슘처럼 뼈의 구조를 튼튼히 해주고, 결합조직 · 힘줄 · 연골을 견고히 하여준다. 혈관에서 동맥경화와 심장병을 막아주고, 항염효과를 발휘하여 감염으로부터 보호해준다.

세포 및 조직의 노화를 방지하기 때문에 노인들에게는 특히 필요한 성분이라고 할 수 있다.

⑫ 코발트 (Co : cobalt)

코발트는 비타민 B_{12}구성의 필수성분으로서 결핍시 악성빈혈이 초래된다. 낮은 농도의 경우에는 난폭한 행동양상과도 관계가 있는 것으로 알려져 있다.

⑬ 니켈 (Ni : nickel)

니켈은 DNA와 RNA의 안정화에 중요한 성분으로서, 탄수화물 대사에 관련이 있다. 과량 시 접촉피부염을 초래할 수 있다.

함유식품에는 메밀 · 귀리 · 코코아 · 굴 등이 있다.

⑭ 몰리브덴 (Mo : molybdenum)

인체효소의 활성제로 작용하는 필수 미네랄로서 Xanthin Oxidase, Sulfide Oxidase, Aldehyde Dehydrogrnase 등의 촉매로서 사용되어 지고 있다.

이외에 주석(Sn) · 불소(F) · 스토론튬(Sr) 등 각종 초미량 원소가 인체 내에 존재하며, 각기 특수한 생화학적 기능을 가지고 있으면서 인체의 대사기능에 일정한 역할을 하고 있는 것으로 알려져 있으나, 그 상세한 메카니즘은 앞으로의 연구과제로 남아있다.

(3) 중금속

영양소로 분류되지 못하는 납이나 수은, 카드뮴 등의 무기원소는 원소주기율표에서 비교적 후반부에 위치하고, 인체가 필요로 하는 영양소인 미네랄에 비해 분자량이 크고 무겁다. 이들 중금속은 일단 체내에 들어오면 계속 축적되면서 강한 독성을 나타낸다.

① 납 (Pb : plumbum)

자동차의 배기가스, 산업폐수로 오염된 어패류, 납이 포함된 수도관과 조리기구, 납이 함유된 페인트로 칠한 사기그릇, 납이 함유된 크리스탈 유리잔 등을 통해 납이 체내로 들어올 수 있다. 특히 이러한 환경에 노출된 어린 유아의 경우 아무것이나 입에 가져가는 행동 특성을 보이므로 성인에 비해 납중독의 위험이 훨씬 크다.

납중독의 주된 증상으로 메스꺼움 · 모발손실 · 체중감소 및 생식기능 장애 등이 나타날 수 있다. 혈액 중 납의 함량이 100ml당 60㎍ 이상되면 적혈구와 결합능력이 강화돼(95% 이상) 조혈(造血)기능을 방해하여 용혈성 빈혈 등 중독증세를 보이며 신진대사를 방해한다. 혈액 이외의 곳에서는 뼈에 축적돼 성장을 방해하고 근육마비의 원인이 된다. 어린이의 경우 성장지연 및 정신박약의 위험성이 있고, 특히 뇌와 신경계에 영구적인 손상을 줄 수 있어 그 피해가 치명적이다. 납은 임산부에게는 치명적으로 태반에 축적되므로 미숙아는 물론 기형아까지 낳을 우려가 있다.

② 수은(Hg : hydrargyrum, mercury)

수은은 금속공업 · 화학공업 · 도금공장 등에서 배출되는데, 극미량의 수질오염에서도 유기수은으로 전환되고, 수중의 부유생물에 흡수 · 농축되어 이것을 잡아먹는 어패류에 더욱 흡수 · 농축되어 유독해진다. 일본의 '미나마따 수은 중독사건' 은 유명하다. 수은은 오염도가 극히 낮은 상태에서도 생물체내에 흡수 · 축적되므로 장기 만성중독의 원인이 된다.

수은 중독에 걸리면 지각 · 청각 · 언어장애 · 온몸뒤틀림 또는 사망 · 회복불능상태도 되기도 하는 무서운 중금속이다.

수은중독을 예방하기 위해서는 가능한 한 같은 종류 중에서도 크기가 작은 어린 물고기를 선택하는 것이 좋으며, 다양한 종류의 생선을 섭취함으로써 수은에 오염된 생선을 다량 · 반복적으로 섭취하게 되는 위험 부담을 줄일 수 있을 것이다.

③ 카드뮴 (Cd : cadmium)

산업폐수로 오염된 식수로부터 직접 해를 입기도 하지만, 대개는 이 속에서 자란 어패류나 곡식 등을 통한 2차오염의 영향을 받기 쉽다. 지난 1945년부터 일본에서 258명의 환자와 128명의 사망자를 내게 한 이따이이따이 병은 금속제련소에서 배출된 카드뮴이 개천을 타고 논에 축적, 쌀을 통해 인체에 들어

왔다.

카드뮴이 흡수되면 생체 내에서 배출되지 않고, 50년 이상 장기(臟器)에 축적돼 적혈구 감소, 골연화증과 골절 등을 일으킨다. 대기를 통해 흡수되면 폐기종을 일으키기도 한다.

참고자료

① 글루코사민 (Glucosamine)

글루코사민은 당과 아미노산이 결합된 아미노당의 일종으로 글루코사미노글리칸(glucosamino-glycans)이라는 연골의 핵심 구조성분의 형성을 자극하여, 튼튼한 관절의 기능과 구조를 유지시켜 준다.

관절을 원활하게 움직이는 데 필수적인 연골(Cartilage)은 뼈와 뼈 사이의 쿠션과 같은 작용을 하여 충격을 완충시켜 준다.

연골에는 프로테오글리칸 (Proteoglycan)이라는 물질이 있어 유액을 흡수하여 마치 스폰지처럼 팽창하도록 하는데, 이러한 프로테오글리칸(Proteoglycan)을 구성하는 것이 글루코사미노글리칸이며 이의 형성을 촉진시키는 물질이 바로 글루코사민이다.

② 비타민 (Vitamin)

비타민은 라틴어의 vita(생명)와 amin(질소를 함유한 복합체)이라는 의미로서 신진대사에서 비록 미량이지만 효소의 보인자(Co-factor)로 작용하는 필수불가결한 유기물질이다.

비타민은 체내에서 합성되지 않으므로 균형잡힌 식사를 통하여 공급해주어야 한다. 비타민은 현재 13종이 국제적으로 공인되고 있으며 그 중 9종은 수용성이고 4종은 지용성이다. 비타민은 이 중 하나라도 결핍되면 비타민 결핍증을 나타낸다.

그러나 비타민D는 피부에서 일부 합성되며, 비타민K와 비오틴(Biotin)은 장내세균에 의하여 일부 합성되기도 한다.

비타민에는 화학적으로 유사한 물질 (예:pyridoxine, pyridoxal, pyridoxamine) 이나 비타민 전구물질 (β-carotene)도 비타민에 포함시키지만 비타민과 구분하여 비타머(Vitamer)로 세분하기도 한다.

그밖에 비타민B15 (Pangamic acid), 비타민B_{17} (Laetrile), 비타민F (불포화지방산), 비타민P(Bioflavonoids), 비타민 U등도 비타민으로 호칭되고 있으나 엄격히 말하면 비타민은 아니다.

③ 효소 (Enzyme)

인체 내에서는 끊임없이 약 3,000여 가지의 화학반응이 동시에 일어난다. 이러한 반응을 생화학반응이라고 하는데 생물체를 구성하고 있는 모든 성분을 생성하는 합성반응과 생물체를 구성하고 있는 생체 성분을 분해하는 분해반응이 있다.

효소는 이러한 생명활동을 유지하는 데 필요한 여러 생화학반응을 빠르게 촉진하는 생체 촉매 역할을 한다. 생체 촉매 효소의 특징은 체내에서 이루어지는 모든 생화학 반응을 질서 정연하게 해주는 것 이다. 모든 생물체는 에너지 손실을 최소화하기 위해 합성반응과 분해반응을 효과적으로 조합하여 진행시킨다.

다른 특징은 외부 환경에 변화가 생겨도 항상 일정한 상태로 생리상태를 유지하는 항상성(homeostasis)이다. 생명을 유지하는 데 필수적인 단백질과 핵산에 미치는 외부 환경인자의 영향은 매우 크지만, 효소는 그러한 외부 환경 변동에 적절히 대응하여 신체대사의 반응과 흐름을 정상으로 유지되도록 한다. 예를 들어, 섭취한 음식의 종류와 성분은 계절이나 개인에 따라 다를 수 있으나, 혈액의 조성은 항상 일정하게 유지되고 있다. 외부 환경이 변해도 항상 일정한 항상성을 유지할 수 있는 것은 효소가 중심적인 역할을 수행하고 있기 때문이다.

효소는 단순히 생체 촉매 역할만 관여하는 것이 아니라, 신체대사를 중심으로 하는 생명활동과 조절에 기여하여 생명을 유지하는데 중추적 역할을 하는 것이다.

효소의 생화학 반응은 일반 화학반응과 다른 특성이 있다.

첫째, 온도이다. 생화학반응은 370°C이하의 낮은 온도에서도 이루어지며 일반 화학반응보다 에너지 효율이 매우 높다.

둘째, 중성 pH에서 반응이 나타난다.

셋째, 생체에는 수천가지 화학반응이 서로 다른 반응에 영향을 주지 않고 질서 정연하게 동시에 일어나는데, 이것은 효소가 필요로 하는 반응에만 촉매작용을 하고 다른 반응에는 관여하지 않기 때문이다.

④ 젤라틴 (Gelatin)

젤라틴 (gelatin)은 동물의 가죽 · 힘줄 · 연골 등을 구성하는 천연 단백질인 콜라겐을 뜨거운 물로 처리하면 얻어지는 유도 단백질의 일종이다.

콜라겐으로부터 젤라틴으로의 변화는 펩티드 사슬의 가수분해에 의한다고도 하고, 펩티드 사슬 사이의 염류결합이나 수소결합의 개열(開裂)에 의한다고도 한다.

찬물에는 팽창만 하지만, 온수에는 녹아서 졸(sol)이 되고, 2~3% 이상의 농도에서는 실온(室溫)에서 탄성이 있는 겔(gel)이 된다. 이 상태가 된 것을 젤리라고 하며, 그 응고성을 이용하여 음식물에 섞어서 모양이나 단단함을 갖추기 위해서 널리 이용되는데, 겔은 가열하면 다시 졸로 돌아온다.

분자량 15,000~25,000의 것으로 이루어지는 불균일 물질로, 유기용매에는 녹지 않는다.

콜라겐과는 달리 트립신이나 펩신 등의 작용을 받는다.

공정(工程)에 주의해서 얻어지는 엷은색의 투명한 것을 젤라틴이라 하고, 조잡한 공정에 의해 얻어지는, 색깔이 짙고 불투명하며 다소의 불순물을 함유하는 것을 아교라고 한다.

젤라틴은 단백질이기는 하나, 트립토판 등 영양상의 중요한 아미노산이 없거나 또는 적으므로 그 영양가치는 적다. 사진감광막 · 접착제 · 지혈제(止血劑) · 가공식품 · 약용 캡슐 · 미생물의 배양기(培養基) 등에 주로 사용된다.

⑤ 콜린

콜린은 콩팥, 젖의 분비, 비장에 필요한 영양소로서 당뇨병 · 녹내장 · 근육발육부진에 관계된다.

치료적 효과가 있어 간경변증에 콜린으로 성공적 치료를 하고 있다. 간경변증은 콜린이 결핍된 식사를 계속하면 발생된다. 동맥 경화증 및 그에 관련된 질병을 감소시켜 심장 마비 가능성을 감소시킨다.

콜린 결핍이 심하면 간세포가 퇴화하고 죽은 세포군이 발견되며, 심장근육이 손상되고, 콩팥과 심장 조직에 출혈이 보이고 부신에서 심한 출혈이 있고, 위궤양이 자주 나타난다.

콜린은 혈관 내 콜레스테롤 활용과 관계가 있어 콜린의 공급이 부족하면 안구의 동맥이 콜레스테롤로 막혀 혈액순환이 순조롭지 못하게 되어 시력이 어둠침침해진다. 또 다리와 발의 혈관 내에 콜레스테롤이 축적되어 혈액 순환이 저해되므로 통증 및 경련이 발생한다.

당뇨병 환자가 콜린 또는 B군이 함유되어 있지 않은 지방(즉 포화지방)만 수년 계속 섭취하면 콜레스테롤이 다리 혈관 내에 축적되므로 혈액 순환을 완전히 차단하여 괴저가 발생하거나 사망하는 경우도 있다.

어느 중년샐러리맨의 3박4일 '죽음 여행'

"일에 파묻혀 산 10여년… 이렇게 죽어야만 하나"

"기관지 임파선에 종양이 있네요. 고약한 곳이라 심할 것 같은데…. 바로 입원하셔야 할 것 같습니다."

삼성생명 김영광(金泳宏·42)이사는 11일 정기 건강검진 결과를 듣던 날의 충격을 잊지 못한다. 그날 이후 그는 격렬한 감정의 소용돌이 한가운데에 서 있었다. 다행히 종양은 물혹으로 판명돼 해프닝으로 끝났지만 종양제거 수술에서부터 퇴원까지 3박4일간 그는 '정신적 죽음'의 문턱까지 갔다왔다고 고백했다.

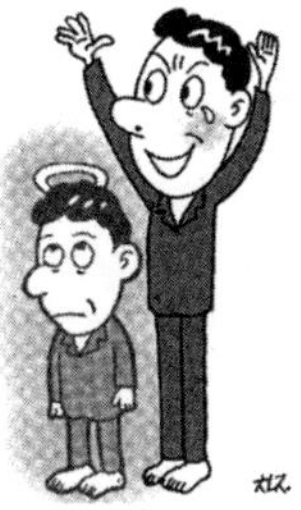

자꾸 눈물이 난다
죽음이 두려운가
도대체 뭘하다
이지경까지
⋮
다시 돌아온 일상
이렇게 황홀할수가
⋮

암진단받고 수술 물혹판명

그가 24일 '3박4일의 이별연습'이라는 제목으로 쓴 당시 일기를 회사 후배들에게 E메일로 공개했다. 김이사는 "엄살이라고 놀림 당할까봐 묻어두려 했지만 깨달은 것이 너무 많아 주변 사람들과 나누고 싶었다"고 일기 공개의 배경을 설명했다.

후회와 자책으로 시작되는 그의 편지는 그룹 전체로 삽시간에 퍼져나가 화제다. '담배를 끊었더라면 후회와 가족에 대한 미안함은 훨씬 덜 할텐데. 자꾸 눈물이 난다. 왜 그런가? 죽음이 두려워서인가? 마흔을 넘겼으면 적어도 한 달에 몇 번쯤은 삶에 대해 돌아봤어야 하지 않았나. 도대체 뭘 하다 막판에 몰려 이렇게 갈팡질팡하는가.'

병원에 입원해서는 의사의 말과 표정 하나하나에 천국과 지옥을 수없이 오갔다. 수술 전날 그의 심경은 참담했다.

'삶은 어둠과 밝음이 있는 것을…. 지금까지 나는 밝은 편에 서 있었고 또 그걸 당연하다고 생각했다. 그러나 저쪽 편에서는 무수한 화살이 날아오고 있고 내가 그 화살을 오늘 맞을지 내일 맞을지 아무도 모른다. 영원히 살 것 같은 착각 속에서 어떻게 그렇게 철저히 외면해 왔을까. 내일 저녁이면 모든 것이 결정된다. 기다림이 차라리 더 고통스럽다.'

그러나 막상 수술을 마친 뒤 들려온 아내의 첫마디는 그를 다시 삶의 환희로 들뜨게 했다. '암은 아닌 것 같다는 아내의 말이 채 끝나기도 전에 온몸에 전류가 흘렀다. 그토록 재미없어 했던 일상으로 돌아간다는 사실이 이렇게 기쁘다니.'

"충분히 사랑하고 감사하자"

김이사는 '다시 돌아온 일상'이 그렇게 달라보일 수 없다고 말했다. 아무 것도 달라진 것 없는 회사일과 가정생활이 전혀 다른 의미와 무게로 다가온 배경은 그가 병원문을 나서며 세운 삶의 원칙 5계(戒)에 있는 것 같다.

'1. 금연 2. 사랑할 시간과 능력이 있을 때 충분히 사랑하자 3. 관대와 자비와 감사하는 마음을 바탕으로 한 생활(지금이 행복하다는 걸 충분히 알면서 살아야겠습니다) 4. 인생에 대한 주기적인 고찰과 명상 5. 말기암 환자가 편안하게 죽음을 맞이할 수 있도록 돕는 안락사 운동에 동참하자.' 〈허문명기자〉

angelhuh@donga.com

『동아일보 2000. 7. 26』

■전문기자 칼럼■

어느 유방癌환자의 절규

한 여성이 병원 복도에서 울고 있었다. 미국유학 후 대학에서 전임강사로 일하는 이 여성은 35세라고 했다. 유방암 진단과 함께 유방절제술과 겨드랑이 림프절 제거술까지 받아야 한다는 의사의 선고에 흐느껴 울고 있었다.

誤診으로 치료시기 놓쳐

그는 석달 전 한쪽 유방에 조그만 멍울이 만져져 한 의원에서 유방촬영술을 받았다. 의사는 아무런 설명없이 그를 집으로 보냈고, 며칠 후 그 병원 간호조무사로부터 '정상'이라는 통보를 받았다. 그 후 아무래도 유방의 멍울이 커지는 것 같아 대학병원 방사선과를 찾았다고 한다. 나중에 가져온 석달 전의 유방촬영술 사진을 보니 유방 한 구석에 유방암 1기에 해당되는 작은 병소가 관찰되었다. 석달 전이었다면 암덩어리만 절제해내도 충분한 치료가 되는 크기였으나, 이제는 유방 전체를 잘라내도 완치를 보장하기 힘든 상태가 됐다. 적절한 치료 시기를 놓친 것이다. 나중에 알고보니 그 병원 의사는 유방촬영술에 대한 전문적인 수련을 받은 적이 없었다. 우리나라에서는 의사 면허만 있으면 특별한 자격이 없어도 고도의 정밀 의료장비를 운영할 수 있기 때문이다.

이 일이 단지 그 의사만의 오류인가? 불행하게도 그렇지 않다. 그렇다면 유방암 진단에만 국한된 일인가. 역시 그렇지 못하다. 두 가지 요인이 겹쳤다. 첫째, 의료에 대한 접근성과 편의성만 강조한 채, 의료의 질에 대한 체계적인 관리를 도외시한 한국의 의료 시스템이 빚어낸 총체적 구조적인 부실이다. 여기에 전문가 집단이라고 자처하는 의사들의 윤리의식 부재가 겹친 것이다. 초기 유방암은 손으로 잘 만져지지 않고 유방촬영술로도 그 미세한 변화를 찾아내기가 쉽지 않아 오진과 관련된 빈번한 의료분쟁의 대상이 된다.

이에 미국을 비롯한 영국, 호주, 독일 등의 선진국들은 유방촬영술을 숙련된 전문가에 의해서만 운영되고 판독되도록 법으로 규정하고 있다. 또 이 기계를 운영하는 병원을 1년에 한번씩 불시에 직접 시찰하여 조금이라도 미비한 점이 발견되면 그자리에서 환자 진료를 못하게 한다.

우리는 어떤가? 최근 보건복지부가 우리나라의 유방촬영술・CT・MRI 등 정밀 의료장비의 질을 평가한 결과를 보면, 이들 장비의 3~5대 중 1대가 조기진단・정밀진단이 불가능한 불량화질이었다. 이런 장비로 매년 수백만건씩의 검사가 행해지고 있는 데도 우리나라는 그걸 제제할 아무런 법조차 없다.

성능에 상관없이 폐기처분되어야 할 장비라도 사진만 찍혀 나오면 설치가 가능하며, 아무런 자격 없이도 의사 면허만 있으면 이들 장비를 운영할 수 있는 실정이다.

정부는 얼마 전 위암・유방암・간암 등 국민 5대 암 검진사업을 대대적으로 실시한다고 밝혔다. 하지만 이런 부실한 장비와 관리로 이 사업이 진행된다면 결국 불량 검진만 양산하게 되고, 차라리 안한 것보다 못한 꼴이 될까 우려된다. 병에 걸려있는 상태에서 '이상 무' 판정을 받은 사람이 치유불능 상태에 이르러서야 병을 알게 되고 그래서 치러야 할 대가는 생각만 해도 끔찍하다.

진료 분야도 허술하기는 마찬가지다.

불량 檢診 막을 제도 시급

안전성과 효능이 명확지 않은 새로운 치료술의 경우, 선진국에서는 반드시 「윤리위원회」의 심사를 받아야 하지만 국내 병・의원에는 이 시스템이 아예 없는 곳이 태반이며, 있는 곳도 의사들이 이를 제대로 활용을 안한다.

또 미국에서는 반드시 의사 2명의 동의서가 필요한 환자의 생명이 걸린 큰 수술도 우리나라에서는 의사 한 명이 결정하면 그것으로 그만이다. 의사 면허증 하나가 의료의 질을 보장하는 처음이자 끝인 셈이다.

과거 병원 문턱이 높아 아파도 제대로 치료를 못 받던 시절이 있었다. 그래서 정부는 지금까지 그것을 낮추는 데 주력했다. 이제 의료의 질을 생각할 때이다.

(金哲中 의학박사)

〖조선일보 2001. 9. 5〗

醫院 35% 환자 1인 진료시간 6분

하루 300명 이상 받기도
복지부 · 건강보험평가원 조사

의약분업 이후 일부 의원과 약국에 환자가 몰리는 현상이 심화하면서 진료 · 조제 서비스가 부실해지는 것으로 분석됐다.

20일 보건복지부(www.mohw.go.kr)와 건강보험심사평가원(www.hira.or.kr)이 지난해 11월 한달간 전자문서 교환(EDI)으로 진료비 · 처방료 등을 청구한 의원 4천9백96곳(의사 1명)의 청구 내역을 분석한 결과 하루 3백명 이상 환자를 진료한 의원이 31곳(전체의 0.6%)으로 나타났다.

또 전체 조사 대상 의원의 35%인 1천7백35곳이 하루 1백명 이상 환자를 진료하고 있었다.

그러나 의약분업 전인 지난해 5월에는 하루 3백명 이상 진료하는 의원이 아홉곳에 불과했었다.

1백명 이상 진료하는 곳도 9백90곳 수준이었다. 의사가 하루 10시간 근무할 경우 하루 환자수가 3백명인 곳은 2분당 한명, 1백명인 곳은 6분당 한명씩 진료를 마쳐야 한다.

또 지난해 12월 한달간 EDI로 약값 · 조제료 등을 청구한 1만2천7백59개 약국 중 하루 1천건 이상 조제한 약국이 38곳이나 됐다. 또 전체의 8.5%인 1천90곳 약국이 하루 3백건 이상 조제했다.

박태균 기자
<tkpark@joongang.co.kr>

〖중앙일보 2001. 3. 21〗

인물 FOCUS '가수'에서 '대체의학교수' 변신 경희대 방 세 미 교수

"포기하지않는 의지가 만병통치약"

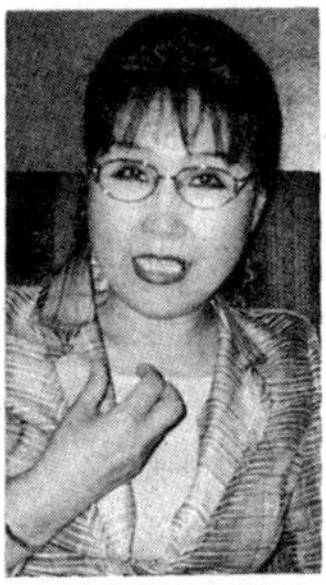

◇방세미 경희대 교수가 대체의학의 한 분야인 자연치료법에 대해 설명하면서 끝까지 포기하지 않는 의지와 용기를 잃지 말 것을 강조하고 있다.

"포기하지 않겠다는 삶의 의지가 모든 질병을 치료할 수 있는 유일한 해법입니다."

가수 조용필이 부른 '정'의 오리지널 가수 방주연씨. 1970년대 꾀꼬리 같은 목소리로 세인의 관심을 끌었던 그가 20년간 고통과 절망의 우여곡절 끝에 방세미(51)란 이름을 달고 교수로 변신했다. 경희대 사회교육원 자연의학과정 교수로 활동중인 방씨가 강의하는 과목은 '대체의학'의 한 분야인 자연치료학. '대체의학'은 수술 등 인위적인 치료 대신 자연치료를 바탕으로 인체 스스로의 치유력을 높이는 의학의 한 분야다.

혈액암 투병이 자연치료학 공부의 계기
"체계적 이론정립으로 국내 활성화에 최선"

방 교수가 대체의학에 관심을 갖게 된 것은 1978년 의사집안에 시집가면서부터. 의사였던 시아버지가 암으로 고생하다 타계하는 것을 옆에서 지켜본 그는 양의학의 한계를 절감했다. 시아버지 간병 1년만에 그에게 찾아온 혈액암은 '대체의학'에 대한 확고한 관심을 불러일으켰고 이때부터 그는 '죽기 아니면 살기'로 자연치료와 관련된 서적을 읽기 시작했다. 2년여동안 책을 접하면서 자연치료로 암을 이겨낸 사람들을 만나기 위해 여러 나라를 찾아 헤맸다.

"소변에서 핏덩어리가 쏟아져 나오는 등 육체적으로나 정신적으로 견디기가 어려워 자살할 생각까지 했었습니다. 그러나 죽는 날까지 '삶에 대한 의지와 희망'은 버리지 못하겠더군요."

결국 방 교수는 자연치료법으로 2년만에 암을 이겨냈다. 이후 '17년만에 암이 재발했을 때에도 그는 암을 '인생훈련의 조교'로 인식, 같은 방법으로 극복했다.

방 교수가 가장 중요하게 생각하는 자연치료의 핵심방법은 '단식'이다. 암에 걸린 환자들 대부분이 '잘 먹는 것'이 좋다고 생각하지만 방 교수는 암세포에 영향을 끼치지 않는 것이 중요하다며 단식을 권한다.

자연치료학의 선두주자인 모스크바 제3의과대학과 미국 버나든 대학에서 박사학위를 받은 방 교수는 16~20일 전국 순회강연을 통해 파동의학과 암투병기 등을 강의할 예정이다. MBC '성공시대' 출연을 위해 촬영중인 그는 "국내에서 외면받고 있는 대체의학의 활성화를 위해 체계적 이론정립과 치료에 많은 연구를 아끼지 않겠다"고 다짐했다. /김고금평기자 danny@sgt.co.kr

〖세계일보 2001. 8. 17〗

癌 조기검사 남발

전문醫 60% 무분별한 검진 실토

일부 건강검진센터 겁주면서 高價검사

"일부 암검사가 지나치게 많이 시행되고 있는 것은 사실입니다. 대표적으로 남·오용되는 암검사는 대장암 검진에 널리 사용되는 CEA(대장암표식자)검사입니다."

암전문의인 중앙대의대 李모교수의 토로다. 그에 따르면 혈액중 CEA는 암이 없어도 흡연자의 33%가 5㎎/㎖(기준치) 이상 수치를 보인다는 것이다.

李교수는 "CEA는 경향을 알거나 수술후 재발여부를 알기 위한 것인데 이 검사결과를 갖고 너무 '겁을 주는' 일도 있어 문제"라고 털어놨다.

이 검사에서 다소 이상이 있다고 해서 무조건 비용이 비싼 그 다음의 고가검사(대장조형술·대장내시경등)를 하는 것은 돈 낭비라는 지적이다.

연세대의대 노재경(盧在京·종양내과)교수는 "한국인에게 많은 위·간·폐·자궁경부·유방암등을 조기 진단할 수 있는 기본검사는 30만~40만원 정도의 비용이면 받을 수 있다"며 "그러나 일부 건강검진에서는 발생빈도가 낮은 암의 표식자검사를 한다든지, 유방암이 확진됐을 경우에만 필요한 MRI등 특수검사를 처음부터 포함시키고 있다"고 말했다.

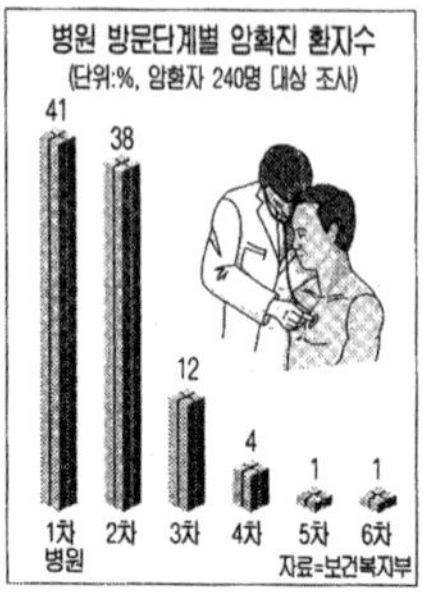

보건복지부가 10일 밝힌 조사결과에서도 암 전문의 가운데 60%가 "건강검진센터·임상병리검사실등에서 실시중인 다양한 암검사가 무분별하며 과다하다"고 지적했다. "그렇지 않다"는 응답은 23%에 불과했다. 또 암 조기진단 검사에 많이 사용되는 11개 검사항목중 상당수가 경제적 편익 측면에서 효과가 미약한 것으로 평가됐다. 이 조사는 복지부에 의해 서울대병원등 전국 8개 병원의 암 담당의사 1백7명을 대상으로 면접 설문방식으로 실시됐다.

복지부는 조사결과 "검사 항목들의 신뢰도등에 대한 과학적 검증이 이뤄지지 않았으며 의료비 낭비등 문제가 발생하는 것으로 분석됐다"고 설명했다.

특히 이같은 현행 암검사가 조기진단에 기여하는지에 대해 "그렇다"고 응답한 의사가 48%에 불과하고 "기여하지 못한다"(29%), "모르겠다" (17%)등 회의적 응답이 46%를 차지했다.

암전문의중 상당수는 자주 사용되는 검사 항목 11개에 대해 "돈을 쓰는 것만큼 효과가 없다"고 평가했는데 ▶췌장암·담낭암 진단을 위해 사용하는 혈액검사인 CA19-9 검사와▶난소암에 대한 CA125검사등을 대표사례로 꼽았다. 한편 복지부가 암환자 2백40명을 대상으로 조사한 결과 암환자들은 보통 2~6개 병·의원을 거치는 것으로 조사됐다. 첫번째 병·의원에서 암을 확진받은 사람은 41%에 불과했다. ☎ <그림 참조>

이하경 기자·홍혜걸 전문기자

〖중앙일보 1997. 9. 11〗

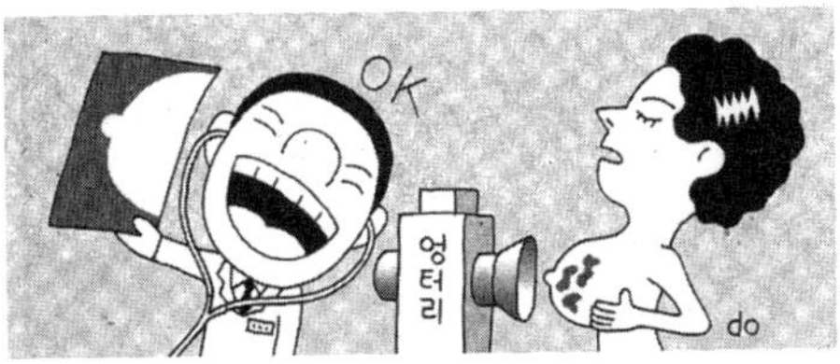

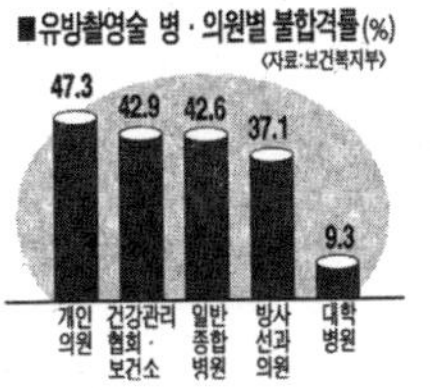

촬영기 3대중 1대꼴 불량

유방암 못잡는다

유방암 조기진단을 위해 매년 전국에서 수십만건씩 방사선 유방촬영술(맘모그램)이 시행되고 있으나, 국내 병원들이 운영하는 유방촬영기 3대 중 1대는 초기 유방암의 명확한 진단이 불가능한 불량 화질인 것으로 나타났다. 보건복지부가 최근 유방방사선학회에 의뢰해 실시한 '유방촬영술 화질 전국 실태조사'에 따르면, 전국 257개 병·의원에서 취합된 546건의 유방촬영술 중 192개(35.2%)가 유방암 진단자료로서의 가치가 없는 화질인 것으로 조사됐다.

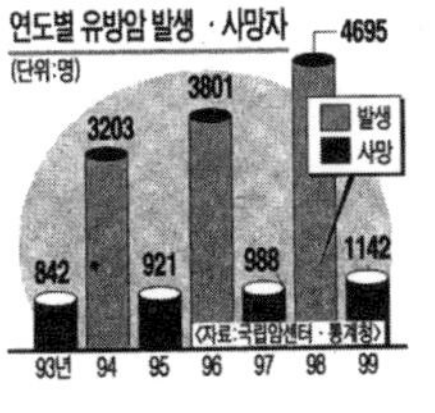

畵質에 문제… 초기환자 誤診 유발

'정상' 판정받은 암환자 소송 사례도

장비·現像기술등 전문적 관리 절실

병원종류별로는 대학병원의 유방촬영술은 불합격률이 9.3% 정도였으나, 건강관리협회와 보건소의 유방촬영술은 불합격률이 42.9%, 산부인과 가정의학과 등 개인의원은 47.3%, 일반 종합병원은 42.6%, 방사선과의원은 37.1%에 이르는 것으로 조사됐다.

또 다양한 크기와 성질의 테스트용 유방암 덩어리 16개가 들어있는 유방모형(판톰)을 촬영한 조사에서도 전국 58개 병·의원의 유방촬영기 중 합격 기준(10개 이상)을 넘지 못한 곳이 25곳(43%)이나 됐다.

이같은 부정확한 촬영은 오진으로 이어질 가능성이 높아, 서울 모 병원에서 6개월 전 유방촬영을 받고 정상 판정을 받은 환자 김모(여)씨의 경우 최근 다른 병원에서 유방암이 진행중인 것으로 판정되자 해당 병원을 상대로 소송을 제기 중이다.

전문가들은 내년부터 시행되는 유방암·위암 등 전국민 5대암 무료검진사업 전에 유방촬영술에 대한 인증제 도입이 시급하다고 지적하고 있다.

서울대병원 진단방사선과 문우경(37) 교수는 "현재 국내에서 쓰이는 유방촬영기 가운데는 중고가 많고 필름현상 과정에서도 전문적인 관리가 이뤄지지 않고 있다"며 "초기 유방암은 크기가 수 밀리미터(㎜) 정도로 매우 작아 섬세한 화질관리가 필요하므로 이를 보증하는 인증제도가 도입돼야 한다"고 말했다.

미국에서는 유방촬영술의 오진과 관련해 의료소송이 끊임없이 제기되자 지난 92년부터 화질관리 법안을 마련, 인증제를 시행 중이다. 이에 따라 병원이 매년 유방촬영 사진을 FDA에 제출해 합격 인증을 받아야 한다. /김철중 의학전문기자

doctor@chosun.com

〖조선일보 2001. 2. 20〗

중고CT 수입급증 檢査도 마구잡이

절반이 전문醫 없고 10~20%는 못쓸 장비

96년 고가(高價) 의료장비인 전산화단층촬영(CT) 도입 규제를 완화한 이후 CT 촬영 건수가 2배 가까이 급증한 가운데, 저질 중고CT가 국내에 대거 수입돼온 것으로 밝혀졌다. 또 CT를 보유한 의원과 중·소병원의 반 이상이 방사선과 전문의 없이 CT를 운영, 고가 의료장비에 대한 전문적 판독과 관리 없이 검사를 남발하고 있는 것으로 나타났다.

건강보험심사평가원이 최근 발표한 '연도별 CT 요양급여(진료비) 지출 실적'에 따르면, 지난해 보험진료를 통해 시행된 CT 시행 건수는 87만3000여건. 이는 96년 48만3000여건의 1.8배에 해당하는 수치다. 이에 따른 보험공단의 CT 진료비 지출액은 96년 955억원에서 지난해 1.5배인 1471억원으로 늘어났다.

같은 기간 국내 CT 보유 대수도 96년 916대에서 작년말 1308대로 5년새 392대가 늘었다. 수입의료기기협동조합에 따르면, 그중 99년과 2000년에 수입된 266대 중 82%인 217대가 중고품으로 조사됐다. 특히 지난해 수입된 CT 10대 중 9대 이상이 중고였다.

이런 현상은 보건복지부가 96년 CT를 의원급 의료기관도 도입할 수 있도록 규제를 완화한 데다, 99년 말 방사선과 의사의 병원 내 상주나 판독 없이도 촬영만 하면 CT 진료비 전액을 지급하는 법안을 시행한 데서 비롯된 것이다.

방사선과개원의협의회 한 관계자는 "현재 병·의원급 의료기관이 보유한 CT의 10~20%는 폐기 처분해야 할 낡은 장비"라고 말했다.

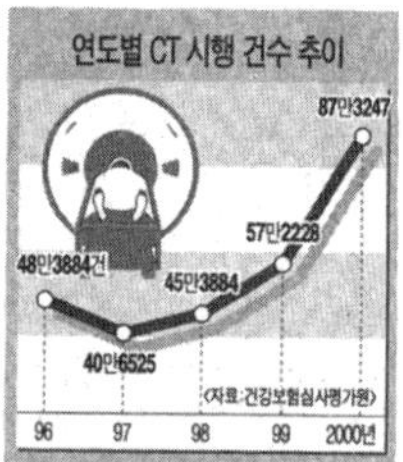

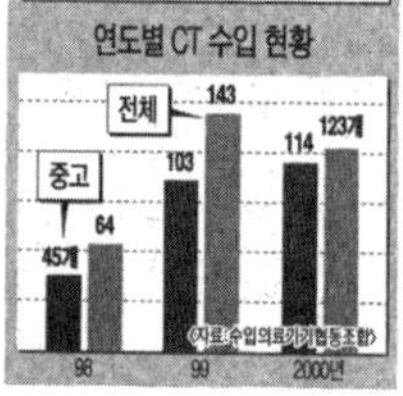

전국 병·의원 방사선과 전문의 상주 실태와 CT 보유 의료기관수를 비교한 자료에 따르면, CT 보유 의원 504곳 중 60%인 300여곳과 중·소병원 382곳 중 50%인 190여곳이 방사선과 전문의 없이 판독도 제대로 하지 않고 CT 장비를 운영하고 있는 것으로 나타났다. /金哲中 의학전문기자

doctor@chosun.com

〖조선일보 2001. 4. 7〗

암환자 85% 뒤늦게 병원간다

복지부 조기진단·신체검사 발견 10% 미만

암 환자 1백명중 85명이 병세가 상당히 진행된 뒤 병·의원을 찾는 것으로 나타났다。또 암 환자 10명중 두명 정도는 두 곳의 의료기관에서 진료받고서도 암을 확진받지 못한 것으로 드러났다。

보건복지부는 10일 한국의료관리연구원과 공동으로 서울대병원 등 5개 병원의 암환자 2백40명을 대상으로 면접설문조사를 한 결과、조기진단과 정기신체검사를 통해 암을 발견한 환자는 각각 6%와 3%에 지나지 않았으며、85%가 몸에 이상을 느껴 스스로 병·의원을 방문한 뒤 암을 확진받은 것으로 나타났다고 밝혔다。

이 조사에 따르면 암 환자들은 보통 2~6개소의 병·의원을 거치는 것으로 드러났다。첫번째 병·의원에서 암을 확진받은 사람은 41%에 불과하며 두번째 병원에서 38%、세번째 12%、네번째 4%、다섯번째 이후 2%가 추가확진 됐다。암을 확진받은 뒤에도 전체 환자의 60%가 병원의 기술수준을 불신하거나 재진단의 필요성 등의 이유로 다른 병원으로 옮겼다。환자들이 현재 병원에서 제공하는 진료전반에 대해 1백점만점에 평균 59점으로 평가했다。

또 전체 환자의 58%가 암을 확진받은 뒤 의사의 권유와 관계없이 친지나 친구(39%)、매스컴(21%)、암관련 서적(21%)、다른 환자(13%) 등을 통해 입수한 각종 자가치료 방법을 시도한 일이 있었다。자가치료의 종류는 식이요법(53%)과 한약복용(25%)이 대부분이며 그다음 종교귀의(12%)、기도원(4%)、단전호흡(3%) 순이었다。그러나 이같은 자가치료가 효과가 있었다는 사람은 17%에 불과했으며、35%가 효과가 전혀 없었다고 밝혔다。

〈金昌璂기자〉

〖조선일보 1997. 9. 11〗

日 '병원 怪談'

어이없는 의료사고死 급증

일본 센다이(仙台)시의 한 병원에 근무하던 남자 간호보조사가 지난달 입원 중이던 초등학생에게 근육이완제를 정맥주사해 죽이려 했던 사건이 발생했다. 이 사건 이후 일본에서는 병원에 대한 불신이 쏟아지고 있으며 언론들도 연일 대대적으로 보도하고 있다.

센다이시의 이 간호보조사는 "병원이 직원들에게 부당하게 대우한다"며 범행을 저질렀다. 일본 언론들은 보조사의 숨겨진 범죄가 10여건이 더 있을 것이라고 보도했다.

이 사건은 일본인들의 병원에 대한 불신을 증폭시키고 있다. 그렇지 않아도 최근 몇달새에 바늘을 몸에 남긴 채 봉합수술을 하고, 소독약을 링거에 잘못 넣어 환자가 사망하고, 신장투석기에 공기가 새들어가 환자가 사망하는 등의 후진국형 의료사고가 빈발했다. 히로사키(弘前)의 대학병원에서는 작년 10월 폐암 환자를 레이저 메스로 수술하면서 실수로 기관지에 화상을 입혔다. 이 환자는 암 때문인지 화상 때문인지 곧 사망했다.

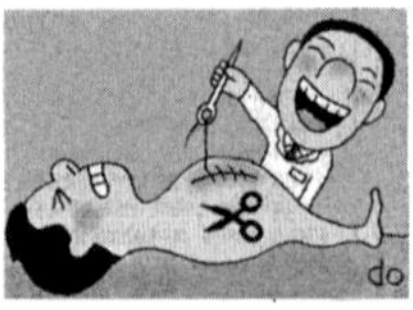

일본 경찰은 또 재단법인 '암연구회 부속 병원'의 의사가 항암제를 잘못 투여해 환자를 죽게 한 혐의가 있다며, 지난달부터 수사중이다. 도쿄대병원에서도 지난해 8월 입원 중인 유아 7명이 포도상구균에 감염됐다. 아이들이 이미 사용한 주사기를 갖고 놀다 감염된 어이없는 의료사고였다.

일본은 세계 최고수준의 병원서비스를 자랑하던 나라였지만 지금 일본인들 사이에서는 "병원 가기 무섭다"는 말이 유행한다고 한 신문은 보도했다.

/東京=權大烈특파원

dykwon@chosun.com

〖조선일보 2001. 1. 10〗

cool!

헝가리 간호사가 40명 安樂死시켜

헝가리 부다페스트의 한 병원에서 23세 여간호사가 40여명을 안락사 시킨 것으로 밝혀졌다.

티메아라는 이름을 가진 이 간호사는 자신이 야간 당직인 날만 골라 중병으로 고통 받는 환자들에게 다량의 진정제를 투여, 사망케 했다고 AP·AFP가 19일 전했다. 이 같은 사실은 티메아가 당직하는 날이면 공교롭게 환자가 죽어나가는 데 의심을 품은 병원측이 경찰에 신고함으로써 밝혀졌다. 지난 94년부터 병원에 근무해온 그녀는 약 1년 전부터 안락사를 시켜왔다고 말했으며, 지난 6일 마지막 '범행'을 저지른 것으로 드러났다.

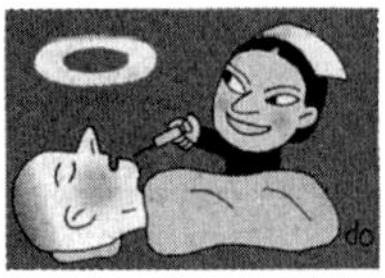

검은 머리에 검정 옷을 즐겨 입고, 담당 환자가 잇따라 죽어나가 '검은 천사'라는 별명을 얻은 티메아의 안락사 행위는 적발이 쉽지 않았다. 의사 처방에 따라 이미 진정제를 투여 받고 있는 환자몸의 주사바늘 자국에 다시 주사를 꽂아 약을 주입, 다른 자국이 전혀 남지 않게 했기 때문이다. 또 본인이 범행을 자백하긴 했지만, 숨진 환자 모두가 화장돼 경찰은 살인 물증 확보에 어려움을 겪고 있다. 문제의 간호사는 유죄가 인정될 경우 종신형까지 선고받을 수 있다. 헝가리에서는 안락사가 불법이며, 지난 97년 제정된 법에 따라 시한부 생명 환자가 공증된 문서를 통해서만 생명 연장 치료나 처치를 거부할 수 있도록 허용하고 있다.

/尹熙榮기자 hyyoon@chosun.com

〖조선일보 2001. 2. 21〗

유령醫院 세워 8억 빼돌려

보험급여비 부당청구 사례

복지부가 30일 검찰에 고발한 의료기관의 부당·허위 청구 사례는 고전적인 '유령환자'뿐 아니라 '유령의원'이라는 신종 수법까지 등장했다. '국민의 돈'인 건강보험료를 빼먹는 의료기관의 부당 청구행위는 의료계의 '도덕적 해이'를 보여주는 단적인 사례로 지적된다.

◆유령의원 내세운 허위청구=경북 경산의 S병원 원장은 작년 5월 대학 후배인 의사 2명을 고용, 동일 건물 내에 간판만 붙인 S의원을 만

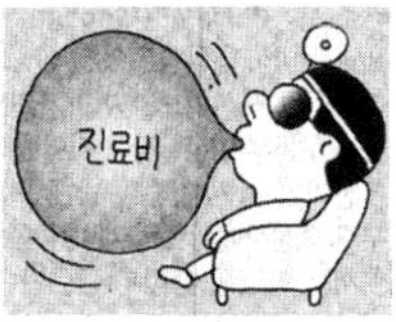

환자 9715명중 4969명이 '가짜'

들었다. 같은 해 10월엔 후배의사 이름으로 다시 K의원으로 간판을 바꾼 뒤 2개월여 만에 폐업시켰다. S병원 원장은 자신의 병원에 찾아온 환자를 S의원에도 왔던 것처럼 꾸며 보험급여비를 받아내는 등의 수법으로 99년 4월부터 작년 12월 말까지 전체 청구액(14억3000만원)의 55%에 해당하는 8억여원을 빼돌렸다.

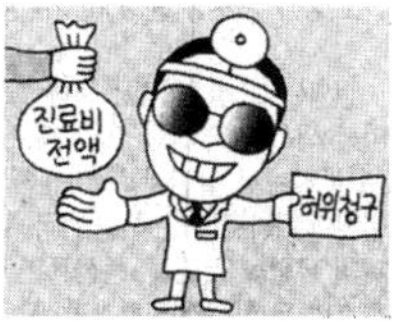

◆가짜 환자 만들기=서울 강남의 K내과의원은 현재 군복무중인데도 예전에 진료받았던 환자의 인적사항을 이용, 진료받은 것처럼 꾸며 진료비 3000여원을 허위청구했다. 또 환자 모씨에게는 임상병리검사를 실시하지도 않고 실시한 것처럼 조작해 검사료(1만10원)를 허위청구하는 한편, 환자에게 받을 돈이 4430원인데도, 환자로부터 2만3700원을 받아 1만9270원을 과다하게 받았다. 이 같은 수법으로 99년 7월부터 12월 말까지 6개월여간 전체 환자 9715명 중 4969명의 진료비를 모두 허위 청구했다. 총 보험급여 청구액 1억7500만원의 51%인 9000만원을 부당청구한 것이다.

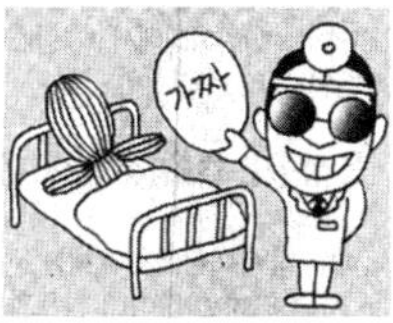

경북 경주 H의원은 법인대표의 부인이 고용의사가 작성한 진료기록부에 진료내역을 추가시키는 등 조작, 8000여만원의 부당이득을 취했다. 이 같은 사실은 실사에 나선 심사평가원의 직원이 진료기록부의 필적을 확인하는 과정에서 적발됐다.

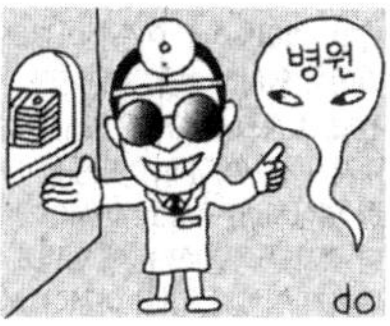

진료일 부풀리고 '非급여'도 청구

◆내원일수 부풀리기=서울 관악구의 K의원은 진료 일수를 실제보다 늘려 진찰료, 주사료, 처치료 등의 진료비까지 얹어 99년 4월부터 2개월간 1700만원을 허위청구했다. 경북 포항의 J한의원도 진료일수를 부풀리거나 투약한 적도 없는 갈근탕 등을 조제해 준 것처럼 하는 수법 등을 이용, 99년 8월부터 2개월간 2000만원 상당을 허위청구한 혐의를 받고 있다.

◆비급여 진료 후 보험급여로 허위청구=서울 강남구 H치과의원은 환자에게 진료비 전액을 받고도 국민건강보험공단에는 보험급여가 인정되는 치료를 한 것처럼 급여를 청구하는 수법으로 2000여만원을 챙겼다.

/金東燮기자 dskim@chosun.com

〖조선일보 2001. 3. 31〗

'리베이트 醫師' 86명 입건

1000여명 제약사서 28억 받아 일부는 의약분업 후에도 계속

특정 의약품을 사용하는 조건으로 제약회사로부터 리베이트(약품 처방에 대한 사례금)를 받은 의사들이 경찰에 무더기로 적발됐다. 특히 일부 의사들은 작년 7월 의약분업 시행 이후에도 제약회사로부터 꾸준히 리베이트를 받아온 것으로 드러났다.

작년 10월부터 의사 1000여명에 대해 수사를 벌여온 경찰청 특수수사과는 22일 "제약회사로부터 500만원 이상을 받은 의사 200여명을 소환 조사한 결과, 의사 86명과 이들에게 돈을 건넨 제약회사 직원 69명 등 155명을 불구속 입건했다"고 밝혔다.

이들은 대부분 대학·종합병원 의사들이며 98년 3월부터 작년 10월까지 각각 500만~1900만원씩의 사례금을 받는 등 8개 제약회사로부터 총 28억원을 받은 것으로 드러났다.

경찰은 "최근 3~4군데 제약회사에서 특정과 의사들에게 거액의 리베이트를 제공했다는 첩보가 접수돼 수사를 확대할 방침"이라며 "수뢰액이 2000만원이 넘는 의사는 구속 수사할 방침"이라고 밝혔다.

경찰에 따르면, 포항 S병원 박모(34) 과장은 99년 1월 한일약품 최모(40)씨로부터 '우리 회사 항생제를 처방해 달라'는 청탁을 받고 190만원 상당의 골프채를 받아챙기는 등 289만원 상당의 리베이트를 수수한 혐의를 받고 있다.

부산 D대 부속병원 김모(45)씨는 97년 3월 MSD제약회사 직원 김모(40)씨로부터 같은 달 영국 런던에서 열린 영국파킨슨병 학회 참가비 명목으로 왕복 항공권, 호텔 투숙비 등 500만원을 받는 등 2개 제약회사로부터 1900만원을 받은 혐의를 받고 있다. /安哲培기자 sbahn@chosun.com

〖조선일보 2001. 3. 23〗

'히포크라테스 선서 빛 바래나'

현직의사 현장고발 책 잔잔한 화제

허연 기자

"이제 의업에 종사할 허락을 받음에 나의 생애를 인류 봉사에 바칠 것을 엄숙히 서약하노라."

의성(醫聖)으로 추앙받는 히포크라테스가 썼다는 선서 첫 구절이다.

그러나 지금 적어도 한국에서는 계속되는 의약분업 분쟁으로 '히포크라테스 선서'의 의미가 빛을 잃어가고 있는 느낌이다.

이런 가운데 현직 의사가 각기 다른 시각으로 의료현장을 고발한 책 두 권이 출간돼 화제다.

인터넷 의료사이트인 '아파요닷컴'(apayo.com)을 운영하는 의료사고 전문의사 민경찬 씨가 펴낸 '히포크라테스의 배신자들'(무역경영사 펴냄)과 서남대 신경내과 과장인 김영훈 씨가 쓴 '누가 히포크라테스를 죽였는가'(리더스 펴냄)는 일반인이 모르는 현장이야기를 바탕으로 우리 의료현실을 파헤친다.

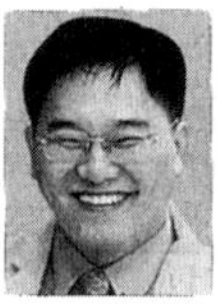

김영훈 씨

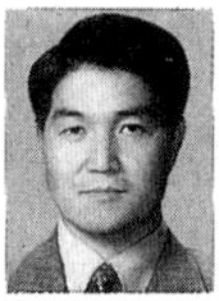

민경찬 씨

'히포크라테스의 배신자들'은 일종의 의료사고 백서다.

암이 아닌데도 오진으로 악성암 진단을 받고 수술을 하는 바람에 불구자가 된 사람, 기본적인 검사조차 제대로 하지 않고 제왕절개 수술을 감행하는 바람에 출혈과다로 목숨을 잃은 임산부 등 어처구니없는 의료사고를 당한 사람들 이야기가 생생하게 담겨 있다.

저자는 "의사들이 공공의 이익을 위해 부여받은 독점적 지식을 자신의 기득권을 위한 무기로 사용해서는 안 된다"고 주장한다.

'누가 히포크라테스를 죽였는가'는 일종의 의료에세이다.

저자는 "히포크라테스는 의사와 환자, 정부와 국민 모두에게 고살당했다"고 말한다.

이 책은 차라리 다른 직업을 찾고 싶어하는 의사들의 모습, 병원에서 벌어지는 비상식적인 일들, 큰 병원만 찾는 환자들의 모습, 사회에 팽배한 잘못된 의학상식 등을 통해 일그러진 우리 사회의 의료현실을 고발한다. 지금 의료계 문제는 누구 하나의 문제가 아니라 우리 사회 전체의 문제라는 것이다.

저자 김씨는 지금 우리는 감상적인 시각으로 의약분업 문제를 보고 있다고 지적한다.

〖매일경제신문 2000. 9. 6〗

나는 매일 다이옥신을 먹는다?

환경호르몬 2차조사

홍종성 기자

지난해 충격을 던져줬던 다이옥신 등 환경호르몬이 2차 조사 결과 여전히 국내 환경에 광범위하게 퍼져 있는 것으로 조사됐다.

특히 이번 조사에서 고엽제 재료인 '2,4,5-T', 발암물질인 카바릴, 아트라진 등 10종이 새로 검출돼 환경호르몬 충격이 적잖을 것으로 예상된다.

환경부는 내년 상반기까지 '다이옥신 등 잔류성 유기오염물질에 관한 특별법'을 입법화하고 올해 중으로 주요 배출시설의 파악과 관리방안을 마련할 계획이다.

◇환경호르몬 실태=환경부의 환경호르몬 2차 조사에 따르면 여전히 대기·토양은 물론 강·바다에까지 다이옥신 등 환경호르몬이 광범위하게 퍼져 있는 것으로 확인됐다.

체내에 들어오는 다이옥신의 90% 음식물 통해 섭취

환경호르몬 중 위험성이 널리 알려진 다이옥신도 전국의 대기·토양·강·바다 등 거의 모든 곳에서 나오고 있다.

전국 16개 지역 26개 지점에서 측정한 대기중 다이옥신의 전국 연평균 농도는 0.324pg-TEQ/N㎥이었다. 26개 지점 중 인천 숭의동이 1.496pg-TEQ/N㎥로 '가장 많은 다이옥신이 검출됐으며 안산 원시동 1.149pg-TEQ/N㎥, 시흥 정왕동이 0.956pg-TEQ/N㎥의 다이옥신이 검출돼 일본의 대기환경기준인 0.6pg-TEQ/N㎥를 초과한 것으로 나타났다.

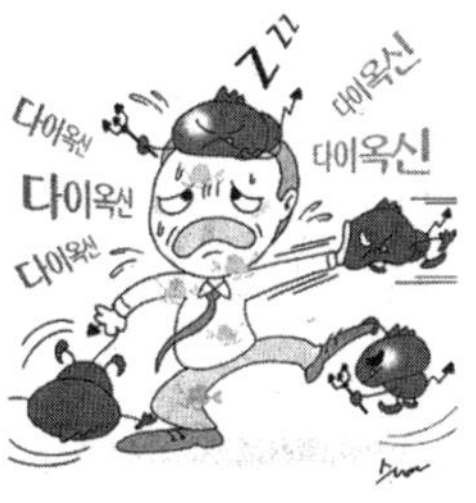

수질 중 다이옥신 농도도 1차 조사 때보다 증가했으며 이는 1차 조사 때 하천유량이 상대적으로 적었기 때문인 것으로 추정된다.

진주 남강유역에서는 1.061pg-TEQ/ℓ의 다이옥신이 검출돼 일본 수질환경기준(1.0pg-TEQ/ℓ)보다 약간 높게 측정됐다.

◇다이옥신 섭취 안전성=환경부는 이번 조사를 토대로 60kg인 사람이 하루에 240pg 이상의 다이옥신을 섭취해야만 위험하다고 설명했다.

세계보건기구(WHO)가 규정한 다이옥신 하루 섭취허용량에 따르면 1kg인 사람이 하루에 4pg 이하만 섭취하면 70세까지 안전하다는 것이다.

2차 조사에서 검출된 다이옥신 농도에 비춰볼 때 아직까지는 염려하지 않아도 된다는 것이 환경부 견해다.

다이옥신은 대기·토양·강 등 거의 모든 곳에서 발견되기 때문에 섭취를 안할 수 없는 실정이며 사람이 섭취하는 다이옥신 가운데 90%는 식품을 통해 들어오고 있는 것으로 알려졌다.

식품의약품안전청 조사에 따르면 우리나라 사람들이 고기나 유가공 식품을 외국인에 비해 상대적으로 적게 먹기 때문에 외국인의 다이옥신 하루 섭취량보다 낮을 것이라는 분석이다.

□환경호르몬이란

환경호르몬은 호르몬이 나오는 내분비계를 교란시켜 인체의 면역성과 정자를 감소시키는 등 생식계통에 이상을 초래하는 원인물질로 알려져 있다.

특히 선천적인 기형과 불임 자궁내막증 발육장애 기능저하를 일으키기도 한다.

대표적인 환경호르몬인 다이옥신은 암을 유발하는 것으로 잘 알려져 있다. 다이옥신은 쓰레기 소각로와 화학·비료공장 등에서 주로 배출되며 산불과 화재, 화산활동 등 자연적 발화에 의해서도 다이옥신이 발생한다. 태반이나 모유를 통해 태아와 신생아에게도 전달되는 것으로 알려져 있다.

1차조사 대비 2차조사 검출 수준

매체	1차대비검출수준	물질 수
수질	증가	DEHP 등 4개
	신규 검출	카바릴 등 9개
	감소	베노밀 등 3개
	불검출	펜타클로로페놀 등 3개
저질 (뻘이나 바다속 토양)	증가	디에틸 프탈레이트
	신규 검출	'2,4,5-T' 등 2개
	감소	노닐페놀 등 7개
	불검출	디부틸 프탈레이트
토양	증가	베노밀 등 2개
	신규 검출	알라클로르 등 7개
	감소	비스페놀A 등 2개
	불검출	벤조 페논
대기	증가	디부틸 프탈레이트
	신규 검출	디프로필 프탈레이트
	감소	헥사클로로 벤젠 등 7개
	불검출	–

〖매일경제신문　2001. 8. 25〗

서울시 전역 토양서 다이옥신 검출

보건환경연구원 조사

서울시 전역의 토양에서 맹독성 발암물질이자 환경 호르몬인 다이옥신이 검출됐다.

서울시 보건환경연구원 미량물질 분석팀은 지난해 4~7월 서울시내 5개 지점에서 토양 표층시료를 채취해 다이옥신 농도를 분석한 결과 토양 1g당 0.87~6.59pg(피코그램, 1조분의 1g)이 검출됐다고 27일 밝혔다.

서울시 토양의 다이옥신 오염수치가 공개된 것은 이번이 처음이다.

특히 5개 시료 모두에서 다이옥신이 검출됐고, 양천구 목동 쓰레기소각장 인근 목동운동장에서 채취한 시료에서는 용산구 한강둔치에 비해 7.6배나 되는 6.59pg의 다이옥신이 검출됐다.

이와 함께 난지도 매립지 지점에서는 3.3pg이, 광진구 공원지역에서는 2.81pg이 검출됐으며 도봉구 도로변 지점에서도 1.73pg이 검출됐다.

연구팀 관계자는 "목동 소각장 주변토양에서 높게 검출된 것은 소각장 배기가스에 의한 오염으로 추정된다"며 "소각장 주변뿐 아니라 모든 지점에서 다이옥신이 검출되고 있으므로 다이옥신이 기체화돼 환경 중으로 확산된 것으로 판단된다"고 말했다.

한편 유엔환경계획(UNEP)은 내년 5월 채택을 목표로 다이옥신을 포함한 12가지 잔류성 유기오염물질(POPs)을 규제하기 위한 국제협약을 추진하고 있다. 협약이 발효되면 가입국들은 배출량 조사와 함께 발생억제기술 개발 등에 노력해야 한다.

강찬수 기자

〈envirepo@joongang.co.kr〉

〖중앙일보 2000. 7. 28〗

다이옥신 청산가리 1천배 독성

서울대학병원 강대희 박사의 궁금증 풀이

벨기에산 육류로 촉발된 다이옥신 오염문제가 전세계적인 관심사가 되고 있다.다이옥신은 97년 WHO(세계보건기구) 산하 국제암연구소에 의해 발암물질로 인정된 맹독물질. 서울대학병원 예방의학교실 강대희 박사는 "다이옥신에 대한 확실한 대처 방법은 없다. 선진국들도 정확히 발암 경로를 규명하지 못했다. 국내에서는 인체내의 다이옥신을 측정할 수 있는 기기나 기준치 등이 거의 없는 실정"이라고 밝혔다.다이옥신 오염문제에 관한 궁금증을 들어본 다.

대기중에 떠돌다 빗물에 섞여 토양오염
지방에 잘 용해 간 근육 신장등에 축적
암 유전자 이상 피부병 등 유발

▨ **다이옥신이란** 제초제 또는 항균제 제조 때 생기는 부산물. 청산가리 1천 배의 독성을 지녔다. 쓰레기나 쓰레기를 태울 때의 불완전연소 과정에서 발생하며 흡연과 자동차 배기가스도 원인이 된다.

▨ **오염 경로는** 대기중에 떠돌아다니거나 빗물에 섞여 물과 토양으로 옮겨진다. 식물과 어패류, 먹이사슬에 의해 가축 등으로 이동하며 이를 섭취하면 인체로 침투된다.

▨ **인체 흡수는** 지방에 잘 용해가 돼 체내 지방에 쌓이고 간 근육 신장 순으로 축적된다. 체내에서는 수년 또는 수십년이 지나야 배출된다.

▨ **유발 질병은** 간과 신장 손상, 면역성 저하, 피부병, 암, 무월경증, 임신 장애, 기형아 출산, 유전자 이상, 정서 불안 등.

▨ **생활속의 예방** 담배를 끊는 것이 지름길이다. 아직 과학적인 규명은 되지 않았지만 다이옥신에 오염되지 않은 인삼 녹차 마늘 생강 양파 해조류 등이 효과가 있는 것으로 알려져 있다. 비타민C와 E, 잎푸른 채소도 많이 먹을수록 좋다. 다이옥신이 함유된 음식을 피해야 하지만 지나친 공포심도 문제. 76년 이탈리아 세베소에서 제초공장 폭발로 수만명이 다이옥신에 크게 노출돼 정상인보다 월등히 많은 다이옥신을 체내에 축적했지만 20여년이 지난 지금까지 일반인에 비해 암환자 발생률이 더 높다는 보고는 아직 없다.

〈강신문 기자〉

클로렐라 다이옥신 해독 효과

엽록소 카로틴 비타민등 풍부한 단세포 녹조류

산성 체질을 알칼리성 체질로 바꿔 암 당뇨 등 성인병 예방에 효과가 있는 클로렐라가 중금속을 해독하는 것으로 알려졌다. 일본 클로렐라공업 규슈연구소는 최근 실험을 통해 맥주의 효모에 다이옥신을 배출하는 PCB(폴리 염화 비페닐)같은 유해물질을 넣으면 효모가 죽지만 클로렐라를 함께 넣으면 효모가 죽지 않는다는 결과를 얻었다. 이 회사의 영양보조식품인 '클로렐라'를 국내 수입하는 (주)노이폼하우스 는 다이옥신 1g으로 몸무게 50kg인 사람 2만명을 죽일 수 있는 점을 고려할 때 클로렐라의 해독 능력은 대단하다고 밝혔다. 클로렐라는 호수 등 민물에 떠다니며 서식하는 단세포 녹조류의 일종.엽록소 카로틴 비타민 단백질 미네랄 등이 주성분이다. 이들은 혈액순환을 원활히 해주고 피로를 회복시켜주는 효과가 있다. 또한 중금속 해독 작용은 물론, 당뇨 암 비만 빈혈 방지와 스태미나 증진에도 도움을 준다.

〖스포츠 서울 1999. 6. 11〗

抗산화비타민 성인병에 좋다

조형재 기자

당근 땅콩 멜론 등 녹황색 야채에 많이 함유된 항산화비타민은 유해산소로부터 세포를 보호, 성인병과 노화를 막아준다.

생활수준의 향상으로 결핍증이 더이상 문제가 되지 않아 시들했던 비타민이 재조명을 받고 있다.

강력한 항산화 효과가 있기 때문 이다.

인체는 대사과정에서 불가피하게 산소라디칼(유해산소 혹은 활성산소)을 생성한다. 이 유해산소는 반응성이 뛰어나 너무 많이 생성되거나 제거능력이 떨어지면 세포를 파괴해 기능 저하를 가져온다.

결국 면역력과 저항력이 떨어져 암 심혈관질환 당뇨 뇌졸중 류머티스 관절염 등 성인병은 물론 노화의 원인이 된다.

비타민 C,E,β-카로틴 유해산소 억제
심혈관질환 · 뇌졸중 등 발생률 낮춰

이같은 유해산소는 음주, 흡연, 과격한 운동, 과식 등을 하게 되면 증가한다.

바로 유해산소에 의한 성인병과 노화에 대해 비타민C,E,베타카로틴(체내에서 비타민A로 바뀌는 물질)이 강력한 억제작용을 한다는 사실이 밝혀졌다.

최근 한국비타민정보센터 창립10주년 기념 심포지엄에 참석한 독일 호헨하임대 한스 비살스키교수의 말을 들어보자.

『체내에 항산화비타민의 농도가 낮을수록 암과 동맥경화의 발생률이 높습니다. 미국에서의 조사를 보면 비타민E를 많이 섭취한 사람이 적게 섭취한 사람보다 관상 동맥질환에 걸릴 위험이 41%나 낮습니다.』

비타민C의 경우 영국 케임브리지의대의 조사결과 하루 45mg이상 섭취할 경우 뇌졸중으로 인한 사망률이 50%까지 줄었다.

또 이를 마그네슘과 함께 복용하도록 한 결과 혈중지질과 콜레스테롤이 저하돼 당뇨병 합병증을 줄일 수 있는 것으로 나타났다.

암은 항산화비타민의 효용과 관련해 논란이 일고 있는 질환.

위암의 발생률 21%, 사망률 13% 감소라는 긍정적인 결과에 이어 폐암의 발생이 높아진다는 결과가 나온 것이다.

다만 두번째 조사인 폐암조사에서는 대상이 골초 흡연자였다는 점에서 설득력이 떨어진다. 따라서 암에 대해서도 긍정적인 결과가 나올 가능성은 아직도 상존하고 있는 셈이다.

항산화비타민의 효과는 단독으로 보다는 세 가지를 함께 복용했을 때 더 크게 나타난다. 유해산소의 독성을 중화시키는 데 상호 보완작용을 하기 때문이다.

그러면 인체의 유해산소를 제거하는 방법은 항산화비타민밖에 없는가. 그렇지는 않다.

SOD(슈퍼옥사이드디스뮤타제)나 카탈라제 글루타치온 퍼옥시다제 같은 인체 속의 효소가 제거기능을 수행한다. 그러나 이 효소들의 작용을 강화하는 데는 한계가 있다.

항산화비타민은 과일, 녹황색 야채, 식물성 기름, 땅콩 등 견과류를 통해 손쉽게 섭취할 수 있다. 비살스키교수는 다만 질병 예방에 필요한 충분한 양을 섭취하기가 쉽지 않아 비타민제제의 복용이 불가피하다고 말한다.

하루 권장량은 비타민C가 55mg, 비타민E는 10mg 정도이며 베타카로틴은 아직 이렇다할 기준이 없다.

서울의대 약리학교실 정명희교수는 『평소 적당한 운동과 함께 과음 과식 흡연 등을 절제하는 것도 산화적 스트레스를 줄이는 길』이라고 충고한다.

항산화비타민의 작용과 관련, 빼놓을 수 없는 것이 노인성 황반변성의 예방효과다.

노인성 황반변성은 망막의 황반부위 손상으로 사물의 초점을 정확히 맞추지 못하는 질환. 미국에서의 역학연구에 따르면 혈장내 비타민C, E, 베타카로틴의 농도가 높을수록 발생률이 적다.

〖매일경제신문 1997. 2. 1〗

'뇌질환 주범' 아연의 작용 밝혀

노벨상에 도전하는 '창의적 연구' <2>신경과학

울산대 의대 신경과 고재영(高在英·45세) 교수는 '아연과 관련된 뇌질환분야'에서는 세계 학계에서 독보적인 존재다. 그동안 뇌질환계의 주범은 칼슘으로 꼽혀왔지만, 고 교수는 아연이 주범이라는 논문을 줄기차게 발표, 의학계에서 상당부분 인정을 받은 상태다. 고 교수는 현재 기존 뇌질환계의 학설을 뒤집는 연구를 위해 10여년 이상 도전하고 있다. 고 교수는 "다른 사람들이 모두 기존 학설을 그대로 받아들였지만, 새로운 연구를 위해서는 사물을 뒤집어볼 필요가 있었다"고 말했다. 그래서 결국 그는 '아연 전문가'가 됐다. 과학기술부가 지난 97년부터 고재영 교수의 연구를 '창의적 연구진흥과제'로 선정한 것도 그의 창의적인 도전정신을 높이 평가했기 때문이다.

◆아연전문가로 의학계 처녀지 도전=뇌사(腦死)상태에 해당하는 식물인간의 주범은 뇌졸중을 포함한 뇌신경질환으로 알려져 있다. 하지만 뇌신경질환은 아직도 현대의학이 해결하지 못한 처녀지 가운데 한 곳이다. 특히 뇌졸중은 최근 국내 통계에서도 성인 사망원인의 1위를 차지하고 있는 현대병이다.

인간의 뇌 기능과 뇌 질환의 생물학적인 메커니즘, 그리고 그 치료법을 연구하는 뇌신경과학분야는 의학 중에서도 기초과학에 해당한다. 그래서 많은 의사들은 뇌신경과학 연구를 꺼린다.

신경전달물질에 아연 포함
흥분때 과다방출 세포 죽어
뇌졸중·치매치료 발판 마련

고 교수는 92년부터 워싱턴 의대에서 '아연에 의한 신경세포사(死)'를 본격적으로 연구하기 시작, 아연독성이 실제 뇌 손상의 주요 원인이라는 것을 처음 밝혀냈다. 아연에 의한 신경독성 연구는 지난 96년 고 교수가 세계적인 학술지 사이언스지에 논문을 발표함으로써 본격적으로 알려지기 시작했다.

◆치매 치료에도 도전=아연은 뇌의 '시냅스 소포체'라는 곳에 고농도로 함축돼 있다. '시냅스 소포체'는 신경세포 간의 신호전달에 필요한 신경 전달물질이 저장되어 있는 작은 세포기관. 사람이 벌에 신체의 일부분을 쏘였을 때 뇌에서 아픔을 느낀다. 이는 '시냅스 소포체' 안의 아연을 포함하고 있는 신경전달물질이 흥분작용으로 세포 밖으로 방출되기 때문이다.

그런데 신체의 비정상적인 상태에서는 아연이 신경세포 안으로 과다 유입되어 뇌의 세포사를 일으킨다. 고 교수는 이러한 과정이 여러 뇌신경질환의 중요한 메커니즘이라는 것을 처음 주장했다. 고 교수는 아연으로 인한 세포사를 'tPA'라는 혈전용해제로 완벽하게 방지하는 효과도 처음 발견, 99년 사이언스지에 보고하기도 했다.

고 교수는 "아연은 신경세포사를 일으키는 것 외에도 노인성 치매 연구에도 결정적인 역할을 할 가능성이 있다"고 말했다. 지금까지 여러 과학자들이 실험한 결과, 아연 등의 금속이 노인성 치매의 특징인 베타 아밀로이드의 응고를 촉진시키는 것으로 알려졌기 때문이다. 고 교수는 "아연 등의 금속이온의 작용을 제어할 수 있다면, 노인성 치매의 진행을 완화시킬 수 있다"고 말했다.

/車秉學기자 swany@chosun.com

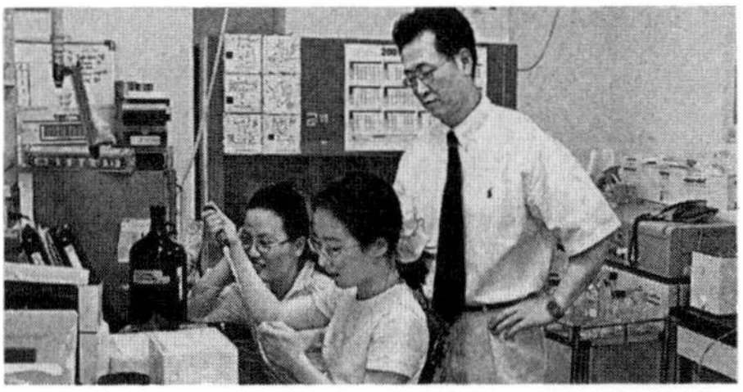

◇아연(Zn)이온과 관련된 뇌질환 연구분야에서 독보적인 연구영역을 구축 중인 울산대 의대 고재영 교수가 서울중앙병원 연구실에서 연구원들과 실험을 준비하고 있다. /울산대 의대 제공

〖조선일보 2001. 5. 30〗

하루 2천원에 심장병 예방

런던=이종현 특파원

'하루에 단돈 2000원으로 심장병을 막는다.'

아스피린과 클로피도그렐이라는 혈전 방지제를 동시에 복용할 경우 하루 1파운드(약 2000원)의 비용으로 심장병을 막을 수 있으며 이로 인해 매년 수만 명의 목숨을 구할 수 있다고 영국 일간 인디펜던트가 16일 보도했다.

이 신문은 영국 국립보건원 심장병 전문의들과 캐나다의 맥매스터대학 연구팀이 공동으로 연구해 뉴잉글랜드 저널 오브 메디슨과 랜싯에 발표한 논문을 인용해 이같이 전했다.

실험에 참가한 1만2500명의 심장병 환자에게 아스피린과 클로피도그렐을 함께 복용하도록 한 결과 심장병으로 인한 사망, 심장마비 재발, 뇌졸중 발병 등의 확률이 20~25% 감소했다고 신문은 밝혔다.

영국 국립보건원 연구팀을 이끈 마커스 플래더 박사는 "이번 실험 결과는 지난 80년대 아스피린이 소개된 후 가장 큰 심장병 치료의 돌파구"라며 "더욱 멋진 것은 치료법이 단순하다는 점으로 모든 환자가 하루 약 2알만 복용하면 된다"고 말했다.

이번 실험에서는 영국 등 28개국 병원에서 심한 가슴통증 등을 앓고 있는 환자들을 선정해 플라빅스라는 이름으로 판매되고 있는 클로피도그렐과 아스피린을 12개월 간 투여했다고 신문은 전했다.

실험대상자들이 두 가지 약을 함께 복용하자 혈전이 제거되고 혈류가 완화되는 효과가 6시간 안에 나타나기 시작했으며 1개월 이내에 효과가 정점에 달했다고 신문은 밝혔다.

〖매일경제신문 2001. 8. 18〗

심장병 치료약의 '기침 부작용'

철분 먹으면 편해진다

심장병 치료약의 가장 흔한 부작용 중 하나인 기침은 적정량의 철분을 투여함으로써 다스릴 수 있다는 연구결과가 나왔다.

삼성서울병원 심혈관센터 홍경표·박승우·이상철 교수팀은 최근 미국심장학회에 발표한 논문을 통해 '카푸릴' '에나푸린' '모노푸릴' 등의 심장병 약을 복용하면 기침이 나는 환자 19명에게 80㎎ 정도의 철분을 투여한 결과, 기침이 크게 감소했다고 밝혔다. 홍 교수팀의 이 같은 연구결과는 부작용 때문에 약 복용을 중지하는 심장병 환자의 수를 크게 줄일 수 있을 것으로 평가됐으며, 로이터 통신과 CBS, BBC 등 해외 언론을 통해 크게 보도됐다.

'카푸릴' 등은 '안지오텐신 전환효소 억제제(ACEI)'로 심장병의 합병증을 낮추고 수명을 연장하는 효과가 탁월해 심근경색이나 고혈압 환자에게 널리 사용되고 있다. 그러나 이 약을 복용하는 환자의 5~39%가 심한 기침 때문에 약 복용을 중단하는 것으로 알려져 있다.

홍 교수는 "약을 복용할 때 체내에 산화질소가 증가해서 기관지를 자극하기 때문에 기침이 일어난다는 가설을 세운 뒤, 산화질소 발생을 억제시키는 철분제제를 투여하면 기침 증상이 사라진다는 사실을 세계 최초로 증명했다"고 밝혔다.

영국심장재단의 대변인은 "골칫거리였던 기침 증상을 철분제제의 투여로 다스릴 수 있다는 것은 획기적인 발견"이라며 "이 분야에 대한 홍 교수팀의 연구가 보다 진척돼 많은 심장병 환자에게 도움이 되길 바란다"고 BBC방송을 통해 논평했다.

/임호준기자 hjlim@chosun.com

〖조선일보 2001. 8. 23〗

오 박사의 음식 이야기

토마토

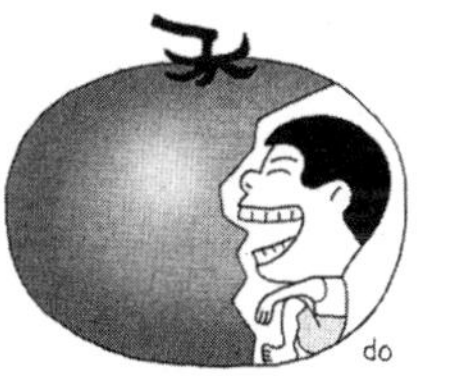

抗산화작용… 혈관장애 예방
빨갛게 잘 익을수록 더 좋아

대학병원의 아침은 참으로 바쁘게 돌아간다. 아침 7시30분에 교수, 전공의, 인턴이 다모여서 환자 브리핑과 토론이 있고, 곧이어 외래 진료나 수술, 회진 등이 진행된다. 그래서 환자들에게는 꼭 아침을 먹고 다니라고 말하면서, 정작 의사들은 아침을 잘 챙겨먹지 않는 경우가 많다. 필자도 인턴, 레지던트 생활을 하면서 저녁에 과식하고 밤에 야식까지 챙겨먹게되니, 의과대학 졸업 때 55kg이던 체중이 72kg까지 늘어났다. 그러자 혈압도 올라가고 몸은 둔한 상태로 변해 버렸다.

그래서 생각해 낸 것이 나만의 아침 식사법이다. 필자는 10개월 전부터 아침에 토마토를 두개씩 먹는다. 그리고 출근해서 두유를 하나씩 마신다.

토마토는 그 전날 물을 조금 타서 믹서로 갈아놓기 때문에, 아침에 마시고 나오는 데 30초 정도면 충분하다.

오후 4시가 넘으면 배가 출출해지는데 사과든지 아무 과일이나 먹으면 허기가 조금 가신다. 대신 저녁은 제대로 차려먹고 야식은 피했다. 그랬더니 체중이 7kg 빠지고 그 상태로 유지되고 있다.

토마토를 매일 먹는 데는 이유가 있다. 토마토에는 항(抗)산화 효과가 있는 베타카로틴, 비타민C, 비타민E, 셀레늄, 식이섬유 등이 풍부하기 때문이다. 특히 '라이코펜'이라는 성분이 많은 것이 가장 큰 이유이다.

우리 몸의 세포나 혈관이 대사과정을 통해 산화되면, 암이나 동맥경화 등 혈관장애를 일으키는데, 이 라이코펜이라는 성분이 베타카로틴보다 2배나 강력하게 산화작용을 방지하여 준다.

미국 하버드대학 연구에 따르면, 남자 4만7000명을 6년간 추적 조사한 결과, 토마토 요리를 주 10회 이상 먹고 있는 사람은 전립선암에 걸릴 확률이 먹지 않는 사람에 비해 45%나 낮았다고 한다.

또 최근 영국에서의 보고를 보면 1주일에 토마토를 두 개 이상 먹는 사람은 흡연자라 하더라도 만성기관지염에 걸릴 확률이 반으로 줄어들은 것으로 나타났다. 또 토마토에는 피를 잘 엉기게 하지 않는 항혈전작용이 있어서 뇌경색이나 협심증 환자들에게도 좋다. 그런데 중요한 것은 이런 몸에 이로운 성분은 파란 토마토에는 별로 없고 붉은 토마토에만 있다는 것이다. 따라서 토마토를 고를 때는 가능한 빨갛게 익은 토마토를 집는 게 좋다.

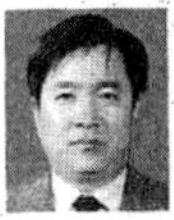

/오동주·고대구로병원 순환기내과 교수

〖조선일보 2001. 8. 23〗

건강을 지킵시다

당뇨병 치료, 생활습관이 관건

全在錫(91년 醫大卒)을지병원 당뇨센터 과장

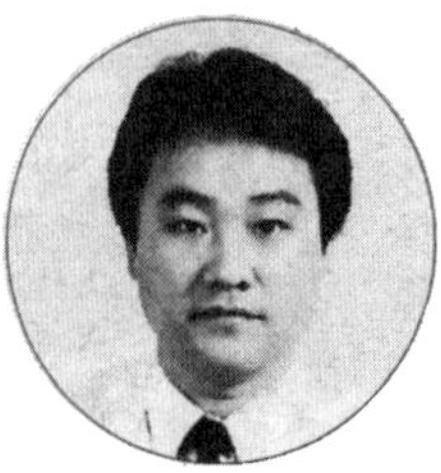

당뇨병은 인슐린이 부족하거나 제 역할을 다하지 못해 혈당이 상승하는 질환으로 혈당이 높다는 그 자체보다는, 만성적인 고혈당 상태의 지속으로 결국 합병증이 초래되고 이로 인해 고통을 받게되는 질환이다. 불과 30, 40년 전 만해도 당뇨병은 우리 나라에서 흔히 볼 수 있는 질환이 아니었으나, 경제수준의 향상에 따라 영양섭취가 증가하고 생활양식이 보다 정적으로 바뀌는 등 여러 가지 요인으로 그 발생이 꾸준히 증가하고 있는 추세이다. 최근 국내 한 연구에 따르면 놀랍게도 약 8~9%의 성인이 당뇨병을 갖고 있는 것으로 보고되었으며, 이는 당뇨병이 단지 개인적인 고통의 차원을 떠나 사회·경제적으로 엄청난 손실을 야기하고 있음을 확인시켜 준다.

수많은 의학자들이 그 치료법의 개발에 노력하고 있지만, 당뇨병은 거의 완치가 되지 않는 질환으로 아직은 당뇨병에 대해 병을 치료한다기보다는 관리해나간다는 표현이 적절할 것이다. 실제로 가장 가능성이 있는, 유일한 치료법이라고 할 수 있는 췌장 또는 인슐린분비 세포 이식은 거부반응 억제를 위한 면역억제요법을 같이 시행해야 하는 어려움과 위험성이 있다. 현 단계에서는 식사나 운동요법, 약물요법을 통하여 혈당을 정상 내지 거의 정상 수준으로 유지하고 합병증을 예방, 치료하는 당뇨병 관리가 당뇨병 치료의 기본 원칙이다.

당뇨병은 발병 후 첫 10년 내지 20년의 기간이 매우 중요한데, 이 기간에 합병증이 발생하지 않는다면 계속 건강한 상태를 유지할 가능성이 높다. 또한 다른 어떠한 질환보다도 생활습관이 치료의 성패를 좌우하는 질환으로, 무절제하고 좋지 못한 생활습관은 혈당 조절뿐만 아니라 합병증의 발생에도 악영향을 미칠 수 있기 때문이다. 그러나 합병증이 나타나기 전까지는 대개의 경우, 증상이 없는 것이 보통이며, 수많은 환자들이 진단 후 치료에 소홀해지기 쉽고, 합병증이 발생한 연후에야 고통을 받고 후회하게 된다. 따라서 진단 후, 바로 올바른 생활습관을 체득하고 기존의 좋지 않은 생활습관을 교정하는 것이 필요하다.

생활습관과 관련해서 무엇보다 중요한 것은 식이와 자가혈당측정이다. 무절제한 식사가 비만과 당뇨병을 만들거나 악화시킬 수 있으며, 또한 혈당을 낮추는 약물을 사용하는 경우 약물의 용량을 올려야 하는 이유가 된다. 당뇨병의 진단 후 무엇을 얼마나 어떻게 먹을 것인가에 대해, 바로 의사나 영양사와 상담하고 식이 습관에 대한 교육을 받는 것이 바람직하다.

〖서울大 同窓會報 2000. 12. 15〗

Memo

Memo

Memo

Memo